Técnicas de Relajación para el Bienestar y la Vida Sana

Técnicas de Relajación para el Bienestar y la Vida Sana

Ejercicios sin pesas para la relajación muscular y la respiración consciente contra el estrés y la ansiedad.

COFRE DEL SABER

© 2021 EDITORIAL IMAGEN - EDITORIALIMAGEN.COM
CÓRDOBA, ARGENTINA

CATEGORÍA: Salud y Bienestar/Hacer Ejercicio

Print ISBN: 978-1-64081-117-1
E-book ISBN: 978-1-64081-118-8

Contenido

Una nueva manera de vivir (mejor)

¿Quién de nosotros no ha tomado alguna vez la enérgica decisión de practicar regularmente «un cuarto de hora como mínimo» de gimnasia por día? Este arranque de coraje nos ataca sobre todo al volver de vacaciones, cuando todavía nos sentimos en forma, gracias al aire puro, a la relajación física y moral del asueto anual.

A veces también arrastramos al cónyuge, incluso a toda la familia, a «sueños musculares» de la mejor tradición... ¿Qué queda de todo esto dos meses después? ¿Una sesión semanal? Y, aun así, a veces, nos entran nuevos bríos durante el año, porque la báscula acusa un aumento de peso alarmante, o porque los médicos denuncian en privado o a través de la prensa los peligros de la falta de ejercicio, invocando los fantasmas de la mala circulación, del reumatismo o de la gordura. Es muy raro que este renovado interés perdure.

¿Qué sucede? ¿Falta de energía? ¿Falta de constancia? ¿Desidia? No: las causas son otras y a menudo varían de una mañana a otra. Se trata del despertador que no sonó o.... que no se ha querido oír, que provocó el retraso y para ganar tiempo, se saltan los ejercicios... por una vez. Se trata del día después de una salida... cuando no se está lo bastante en forma como para estar deportivo, O de una preocupación que hace que se comience el día desgana. Son esas mañanas en las que uno no «está bien» ... O un comienzo de gripe, una jaqueca que aumenta, etc. Y, además, las viviendas muy pequeñas que no tienen lugar para aparatos especiales que harían menos fastidiosos los ejercicios, porque obligarían a correr los muebles para estirar las piernas y los brazos.

Digámoslo bien claro: las condiciones de la vida moderna acabaron con la «gimnasia de papá». Porque aún el trabajo en casa crea problemas tanto al hombre activo como a la madre de familia: ¿acaso no es difícil programar una sesión a horas y días fijos con las citas, los desplazamientos, los niños? ¿Es necesario, entonces, que nos resignemos a convertimos en seres inanes, víctimas de nuestras lentas digestiones, de nuestros problemas circulatorios, de nuestra falta de elasticidad, de nuestra celulitis, viendo cómo nuestros músculos se atrofian cada vez más? La respuesta es por fortuna ¡no! Para una vida moderna, hay técnicas modernas; para un ritmo tenso y activo, de gimnasia de relajación. No nos equivoquemos, sin embargo, con la palabra «distensión». Como veremos más adelante, esta nueva técnica presupone la relajación y una mejor oxigenación, pero atiende también los músculos.

La idea de la gimnasia para relajarse no es una fantasía gratuita, ni una nueva ilusión, sino una necesidad que tiene nuestro cuerpo de funcionar, a pesar de nuestra actividad y de los inconvenientes de algunas profesiones. Es un ejercicio indispensable para nuestro equilibrio psíquico frente a las exigencias de la vida moderna y a sus contingencias.

I. ¿Qué es la gimnasia de relajación?

En términos científicos, esta reciente técnica de «auto entrenamiento» de nuestro cuerpo en medio de los avatares de la vida moderna, se llama cultura física isométrica (isométrico es una abreviatura de «ejercicio de contracción de tipo isométrico») por oposición a la cultura de tipo clásico que se llama isotónica. Estos dos conceptos se basan en los resultados obtenidos por la miografía o «registro gráfico de la contracción muscular», que permite diferenciar los tipos de esfuerzo y clasificarlos en una de estas dos categorías.

La cultura física llamada isométrica es un reciente logro de las civilizaciones modernas y parece que su invención se debe a las necesidades imperiosas del hombre en su contexto actual, como una respuesta sana de su instinto amenazado. Los países más super-poblados, que temen más los ataques de la contaminación, son los que tienen más adeptos de esta nueva técnica. El entrenamiento isométrico comienza a abrirse paso y es ya popular en Estados Unidos y en algunos países del norte de Europa. El poder de relajarnos y ponernos en forma se utiliza también en las célebres pausas practicadas en las fábricas y oficinas en China y Japón. No sería de extrañar que, dada su importancia para el individuo y el grupo, las grandes empresas lleguen a adoptar el método isométrico para su personal durante las pausas en el trabajo. Pero nosotros no hemos llegado todavía a este punto. Sin embargo, cada uno de nosotros, a título personal, debería descubrir los increíbles beneficios de esta nueva manera de vivir.

¿Qué es la técnica isométrica?

El entrenamiento de nuestro cuerpo basado en este método consiste en hacer reaccionar un músculo, o un conjunto particular de músculos, oponiéndolos a una resistencia que puede ser otra parte del cuerpo, un mueble o una pared, una pelota o cualquier otro objeto sólido, nuestra pareja, o el agua del baño.

En ciertas categorías de movimiento, se logra incluso hacer trabajar los músculos que nuestra vida sedentaria y confortable «olvidan» y que corren el riesgo de atrofiarse con el tiempo. Sin embargo, estos músculos descuidados, a menudo son indispensables para estar en forma, para nuestro bienestar, para una mejor oxigenación, para una digestión y una eliminación más fáciles, para conseguir un mejor ritmo circulatorio o cardíaco e incluso un sueño mejor. Estos músculos de los que hablamos no son siempre los que pueden ponerse a trabajar por medio de una actividad deportiva o simplemente, a través de los ejercicios clásicos de gimnasia isotónica. Esta es, probablemente, una de las razones por las cuales los deportistas no desconocen la cultura física isométrica: muchos entrenadores la incorporan a las jornadas de trabajo de su equipo. Se practica también en los hospitales como base de sesiones de reeducación, y aun en los ejercicios militares a bordo de los barcos norteamericanos.

Dejando de lado algunos casos particulares, el método isométrico no busca un desarrollo visible del músculo, sino un trabajo en profundidad del capital muscular en un juego corporal total. Es ponerse en forma; una especie de desintoxicación. Una de las grandes victorias de este nuevo método es su eficacia total, sin entrenamiento particular, sin esfuerzos violentos, y casi ninguna fatiga. Ahora bien, con la cultura física clásica isotónica, con vigilancia y después de un entrenamiento cotidiano con una buena dosis de esfuerzo, los resultados que se obtienen son del orden del

50 por 100, 60 por 100, como máximo, simplemente por el hecho de que la totalidad de la fibra muscular sólo trabaja a fondo cuando el movimiento, en vez de realizarse en el vacío, se opone a un obstáculo. Este es el secreto de esta nueva técnica: algunos simples movimientos a los que se opone un obstáculo.

¿Por qué gimnasia de relajación?

¿Por qué este libro no lleva el título de técnica isométrica o de gimnasia isométrica? Porque, si bien aquí nos basamos en esté nuevo método y usted encuentra en las páginas de este libro numerosos ejercicios, no hemos querido limitarnos exclusivamente a esto. Queremos ir más lejos, ya que el método isométrico nació de las necesidades del hombre y la mujer del siglo XX frente a un mundo nuevo. Hemos querido que usted se sintiera mejor en sí mismo, en el mundo en que vive, a pesar de sus dificultades. Junto con la técnica isométrica, usted encontrará, además, el modo de conseguir una perfecta seguridad de su cuerpo. Aprenderá a respirar, a andar, descubrirá mil y una maneras para luchar contra la crispación, los dolores, los nervios.

Situemos nuestro cuerpo, todo nuestro organismo, en el centro del mundo en que vivimos. Sufre un ritmo de vida acelerado, incluso si no tiene la actividad de un ejecutivo. Hasta la mujer que se queda en su casa, que teóricamente «no trabaja», sufre muchas agresiones. Las agresiones que sufrimos provienen del ruido, de la multitud, de los problemas cotidianos, del trabajo, de las gestiones obligadas, etc. Los días que no damos abasto, la contaminación, la falta de espacios abiertos para andar, para respirar. Está también la terrible inactividad de nuestro organismo y nuestros músculos. La comodidad tiene aquí su contrapartida y, clavados al volante del coche o transportados cómodamente de un extremo al otro de la ciudad, cuando no de un extremo al otro del mundo, cercados detrás de un escritorio o una máquina, encerrados en un apartamento con demasiada calefacción o un local mal ventilado, el hombre y la mujer actuales sólo hacen trabajar ciertos músculos, frenan la buena marcha de las funciones capitales del organismo, aniquilan su capital-energía.

La atrofia muscular puede acarrear una gordura localizada (caderas y estómago en los hombres, vientre en las mujeres), falta de sostén, principalmente de la columna vertebral, de la que proviene la fragilidad de las vértebras y las crispaciones, la tendencia al reumatismo y a la artritis.

Un mal funcionamiento del organismo, unido a esta debilidad muscular y a una mala oxigenación, trae automáticamente problemas digestivos, entre los cuales el estreñimiento es el más común. O también problemas de circulación: piernas pesadas, edemas, tensión alta en las personas de edad madura, fatiga cardíaca en otras. Finalmente, el capital-energía es a menudo, nulo. Ahora bien: nosotros lo necesitamos. Así como un economista guarda unas reservas prudentes, es necesario que guardemos fuerzas que nuestro cuerpo necesitará cuando sobrevenga una enfermedad, un exceso de fatiga física, un esfuerzo final de tipo intelectual, una emoción o una simple contrariedad. ¿Qué hace el organismo que no tiene reservas? La toma de su capital y se queda en el límite mismo de sus fuerzas. Si el individuo tiene una naturaleza «sólida», o si el choque es leve, no sufrirá más que una ligera depresión, una fatiga generalizada. Pero si se trata de un problema importante o de una persona vulnerable, se puede temer, según el caso, una complicación de la enfermedad o una depresión nerviosa.

Es necesario encontrar una nueva manera de vivir, porque este tipo de accidentes se producen cada vez más, y los imperativos de nuestro cuerpo frente al ritmo de la vida actual, la contaminación, la inactividad muscular, la falta de oxigenación se hacen cada vez más patentes.

Una nueva manera de vivir... ¿Quién no sueña con esto a menudo? Pero del sueño a la realidad, hay una gran distancia porque sabemos que estamos ligados a nuestra vida diaria, cuando nos damos cuenta de que es imposible «mandar todo a paseo» porque tenemos una familia que alimentar.

Dejar todo para ir a vivir a pleno sol nos crearía problemas difíciles de resolver. Los ejemplos que a veces citan encuestas optimistas proponiendo «dejar todo para ir a cuidar ovejas en el campo» no son nada más que ejemplos... difíciles de seguir.

Sin embargo, sea usted representante o profesor, ama de casa o secretaria, empleada o vendedora, alumno u obrero, adolescente o jubilado, tiene necesidad de redescubrir su potencial de vitalidad, de mantener el buen funcionamiento de su organismo, de preservar su capital de energía, de llevar una vida mejor, de ejercer su profesión sin dificultades. La cultura física de relajación está para ayudarle a conseguirlo, rápidamente y sin esfuerzos inútiles.

¿Por qué? Porque en contraposición a la cultura física isotónica y a sus obligaciones clásicas, la gimnasia de relajación no necesita ningún horario preciso sino que se inscribe en el marco de las ocupaciones cotidianas, y aún más: prácticamente cada gesto puede convertirse en un ejercicio, en una mejor manera de estar, porque no se necesita ningún espacio o accesorio especiales: la gimnasia de relajación se puede practicar al volante del coche o en la cama, delante de la máquina de escribir o pasando la aspiradora.

¿Cómo? Basta con pensarlo. Es el único esfuerzo que demanda esta nueva técnica. A partir de ahí, la gimnasia de relajación se convierte en una nueva forma de respirar, de andar, de estar, de actuar, y una serie de trucos disponibles para combatir cualquier molestia pasajera: el insomnio, la jaqueca, o para combatir los inconvenientes que produce en el organismo una profesión determinada. Los dolores de nuca de los intelectuales, de las personas nerviosas, los dolores de espalda de las dactilógrafas, las molestias renales de los conductores o de los que trabajan de pie, los dolores de cabeza producidos por un ambiente ruidoso, la pesadez de piernas del vendedor en la tienda y de puerta en puerta; todos estos problemas pueden ser resueltos de una vez para siempre en algunos casos con la gimnasia de relajación, o al menos se los puede suavizar o hacerlos más soportables.

Podrá decirse que las palabras clave de la gimnasia de relajación son: respiración, relajación, autocontrol.

Pero a menudo estas palabras se confunden, se comprenden o se utilizan mal; algunas técnicas parecen difíciles, se necesita dedicarles demasiado tiempo... Aquí sólo se trata de volver a aprender a respirar, a andar, a tener conciencia de sí mismo a lo largo de los mil y un actos que se realizan diariamente.

Si alguna vez se pregunta si existe una gimnasia que no sólo hace trabajar los músculos, sino que quita el cansancio, mejora las funciones, combate los tirones y la laxitud, da ganas de vivir más sanamente (se tienen menos deseos de fumar y se evitan pronto los excesos de bebidas alcohólicas), reduce la dependencia de los medicamentos, ya sean tranquilizantes o excitantes, una gimnasia que facilita el esfuerzo intelectual, que aclara la mente y vuelve a dar ganas de vivir..., si quiere saber si existe... pruébela desde hoy y podrá juzgar por usted mismo.

2. Cómo practicar la gimnasia de relajación

La cultura física isométrica –la gimnasia de relajación– es la manera más sencilla y la más fácil de hacer trabajar el organismo en su totalidad o una parte del cuerpo, sin fatiga, sin perder tiempo y con el mismo resultado equivalente al de media hora de ejercicios por día.

Es una técnica fácil que se puede practicar en cualquier lugar y en cualquier momento... ¿Parece una exageración? De ninguna manera. Aquí tiene la prueba...

La gimnasia de relajación es fácil

No se pregunte cuándo, ni con qué, y todavía menos dónde va a hacerla. Tal como verá a lo largo de este libro, hay uno o varios ejercicios que se adaptan a cada acto y a cada situación de la vida cotidiana. Le bastará practicar uno de estos ejercicios cuando sienta la necesidad de hacerlo. En efecto, en contraposición a la gimnasia clásica, que necesita una práctica prolongada y regular del mismo ejercicio para obtener un resultado inmediato, aquí no hay necesidad de someterse a repeticiones diarias: se puede variar los movimientos, a voluntad» de un día para el otro.

Ningún accesorio excepto los objetos que tenemos a mano en cualquier momento del día, ya sea el cepillo del ama de casa, el borde del mostrador de la vendedora, la máquina de escribir de la dactilógrafa, etc.

Finalmente, recordamos que la gimnasia de relajación es fácil porque no necesita aptitudes deportivas especiales ni una práctica habitual de la gimnasia en general.

La gimnasia de relajación está hecha para todos

Hay una técnica para las personas de edad, para los convalecientes y para los bebés, pero los «sacrificados» también recibirán ayuda. Por sacrificados entendemos las personas que perdieron su elasticidad con el correr de los años o las personas jóvenes que, debido a su profesión o a un estado frágil de salud, padecen dolor muscular, pesadez, anquilosamiento. Van a descubrir en este método una forma de recuperar la elasticidad, el control muscular, la supresión de las molestias, o las angustias, sin esfuerzos perjudiciales y sin fatiga.

Insistamos en este punto: la gimnasia de relajación no produce fatiga.

Como dijimos en la introducción, en una época en la que el ser humano sufre agresiones, exceso de actividad, tensiones, no es posible imponerle diariamente, ni siquiera diez minutos, de fatiga suplementaria. A este respecto, la gimnasia de relajación tiene un papel tan importante como el de fortalecer los músculos y las funciones del organismo: todos los ejercicios se realizan sin esfuerzos nocivos, y hay algunos concebidos especialmente para quitar la fatiga, para relajar, para dar nuevas fuerzas en la mitad de una jornada especialmente agotadora, o para recobrar la belleza antes de salir.

Resultados previstos

De cada tipo de ejercicio se pueden esperar resultados diferentes.

★   Ejercicio de respiración: relajación, impresión de haber mejorado el estado general, los nervios comienzan a distenderse a medida que se adquiere una capacidad y un ritmo respiratorio mayores.

★   Ejercicio de relajación, de distensión, o ejercicios especiales para combatir la fatiga o los tirones o también los efectos nocivos de una profesión: resultado instantáneo.

★   Ejercicios destinados a tonificar profundamente los músculos que rigen la digestión, la circulación, el estado general: resultado basado en algunas semanas, según el estado del paciente.

★   Ejercicios para desarrollar o afinar una parte determinada del cuerpo: resultados previstos después de uno o dos meses, siempre teniendo en cuenta los casos particulares.

A tener en cuenta, sobre todo por la mujer: El ponerse en forma y cuidar de su organismo, de su salud, no sólo influye sobre su moral, sino que le ayudará a seguir siendo seductora.

Para ellas la gimnasia de relajación tendrá también efecto sobre su belleza porque:

> — mantiene la moral, en consecuencia, su encanto y el placer de cuidarse;

> — devuelve la salud a su piel gracias a una eliminación completa de las toxinas, a una mejor circulación y a una buena oxigenación.

> — destruye esos pequeños «mata-belleza» como los dolores pasajeros, las heridas cutáneas o las malas digestiones.

Organización

Es casi nula en el aspecto práctico. Basta con practicar un ejercicio dos o tres veces para recordarlo. El único esfuerzo de organización que se necesita es no olvidar de hacer tal o cual ejercicio cuando se siente necesidad de ello. Un pequeño esfuerzo de memoria, una nueva forma de ser, y el milagro podrá comenzar.

Durante la primera semana de su descubrimiento de la gimnasia de relajación conserve esta guía con usted. Consúltela cada vez que le sea necesario, verifique si no ha olvidado ninguna manera de acometer una acción cotidiana, asegúrese de que está haciendo el ejercicio de la manera en que está indicado, no dude en reemplazarlo por otro, pero sin descuidar jamás lo que vamos a descubrir ahora...

Bases indispensables para la gimnasia de relación

Es conveniente, antes de nada, tomar conciencia de sí mismo, como hombre o mujer, como entidad humana, cuerpo, espíritu, pasado y futuro, tratar, en cierta forma, de volver a encontrarse.

En el aspecto práctico y físico, es fácil darle la vuelta al problema, descubrir lo que no va bien, lo que agota, lo que enerva en un momento preciso del día, o lo que da dolor a los riñones o la espalda. Una vez hecho esto, le bastará con encontrar más adelante los ejercicios, las posturas que le convendrán más, según su caso. Pero tomar conciencia de sí mismo no es sólo eso. Es mirarse tranquilamente unos instantes y verse realmente... no frente a un espejo, sino desde el interior, como se aconseja en la práctica del yoga. Tomar conciencia de sí es sentirse, descubrirse al mirarse, con los ojos cerrados, desde el cabello hasta los dedos de los pies, sintiendo el cuerpo con sus fatigas y su plexo crispado. Después de algunos minutos de concentrarse de esta manera, tenemos la sensación real de descubrir que, presos por el torbellino de la vida cotidiana, nos perdíamos en medio de problemas y el bullicio, y no teníamos conciencia de la realidad de nuestro cuerpo hasta que nos hacía daño.

Volver a encontrarse con el cuerpo sería útil para la práctica diaria de la gimnasia de relajación, pero nos llevará también a una manera de vivir mejor, y de este modo a comprender mejor a los demás y a comunicarse con los que usted ama, porque tomar conciencia de usted mismo hará que desee tomar conciencia de los otros, para ayudarlos.

Conciencia de nosotros, conciencia de los demás, y conciencia de los verdaderos valores que nos rodean. Intentemos olvidamos de la carrera por el dinero, los ajetreos y el ruido. Esto no quiere decir necesariamente que haya que pasar dos horas en auto para encontrarse con la multitud que hace picnic en la sierra o en la playa cercanas, e instalarse allí entre un transistor y los gritos del grupo vecino. Se trata de buscar otra forma de ver las cosas, la gente, de saber mirar y sentirse feliz así. Si usted vive lejos de la gran ciudad y tiene la suerte de tener un jardín o un bosque cerca, deténgase un momento y mire la belleza de las hojas, de las flores o de la nieve, según la estación. Así como usted toma conciencia de su cuerpo, tome conciencia de esta belleza, piense en sus colores, sienta su aroma, bébasela. Durante las vacaciones o durante un fin de semana no vaya de una distracción a otra, sepa vivir el momento presente, saboree una puesta de sol o un monumento excepcional: esta toma de conciencia será motivo de alegría y si la guarda con cuidado en su inconsciente, le será útil, ya lo verá.

La belleza de una flor cualquiera que usted vio bien en su casa, una palabra amable de alguien que pasa, los momentos robados a sus ocupaciones para jugar con su niño, una conversación íntima con la persona que ama, la música que escuchó en silencio en una posición de gimnasia de relajación, el gusto de una fruta o el perfume de un vaso de leche o de agua cuyo sabor usted ha vuelto a descubrir pensándolo, mientras lo bebía... ¡Esos son verdaderos valores!

Autocontrol

Cualquiera que se haya redescubierto y vuelto a pensar de esta manera y que haya tomado conciencia tanto de su mundo, como del mundo real, no tendrá dificultad en conseguir un buen autocontrol, pero esto no significa crispación, obligación, vigilancia.

Este autocontrol necesario para practicar la gimnasia de relajación requiere que a lo largo del día pensemos en nuestro propio cuerpo. Se trata de una toma de conciencia que permite adoptar las mejores posturas en una posición determinada, pero también darse cuenta en el momento justo de que el organismo comienza a fatigarse, que un músculo duele y que es indispensable entonces hacer ejercicio. Este tipo de control es tanto más necesario cuanto que como veremos, más adelante, se tratará de respiración pensada y de conseguir una buena relajación.

Finalmente, no nos olvidemos de que este autocontrol, aunque, durante las primeras semanas o tal vez sólo los primeros días, exija un pequeño esfuerzo de atención y de memoria; no tarda en convertirse en una costumbre nueva y fácil.

3. Posturas

Parece que la fuerza centrífuga traiciona nuestro cuerpo. Observe su postura cuando está sentado: los glúteos están pocas veces contra el fondo del asiento, los riñones están comprimidos contra el hueco del respaldo, la espalda se encorva, caen los hombros, las piernas, aunque estén cruzadas, se vuelven pesadas aun sentados en los sillones de la casa de unos amigos, en el asiento de un cine, al volante de nuestro coche o detrás del escritorio. ¿Y de pie? Cuando estamos de pie una cierta pesadez nos descoloca pronto la figura. Esta pesadez es la prueba de que todo nuestro cuerpo se comprime hacia el suelo: da la sensación de que nos apoyamos sobre las caderas, con la espalda un poco curvada, el vientre hacia afuera, el pecho hundido y los hombros hacia adentro, la cabeza a veces es arrastrada a acompañar al resto y la nuca que forma joroba pronto: se convierte en el centro de los tirones cuando aparecen los primeros signos de fatiga.

En resumen, las posturas que usted adopta habitualmente son nocivas para su estado físico, para el moral, para su elegancia y para su belleza. Adoptar posturas buenas, elegantes y cómodas como nuevas costumbres, forma ya parte de la gimnasia de relajación, porque nos ayuda a

- respirar mejor
- sentirse activo
- resaltar el pecho
- lograr un buen estado de ánimo
- suprimir el estómago prominente (señor) y el vientre (señora)
- conservar el cuerpo joven y esbelto
- conseguir dejar caer la ropa con gracia
- liberar a las vértebras de las presiones y las deformaciones

Al principio, es conveniente buscar la postura correcta vigilándose y concentrándose. Si fuera necesario, estúdiela delante de un espejo. ¿Qué postura de pie le parece rígida, o difícil de mantener? Relájese, sienta cómo lo beneficia y siga insistiendo, sin olvidarse nunca de que reemplazar una costumbre por otra (como en este caso) requiere a veces un poco de voluntad...

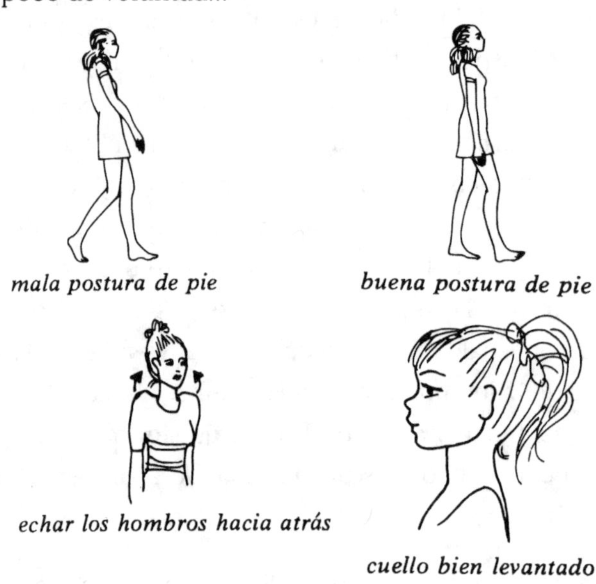

mala postura de pie

buena postura de pie

echar los hombros hacia atrás

cuello bien levantado

Postura de pie

En lugar de ceder a la fuerza de la gravedad, hay que tratar de alargar la figura en sentido vertical ascendente. Es agrandarse en cierto modo, como si se quisiera tocar con la parte más alta de la cabeza un techo casi bajo. Al mismo tiempo, sin crisparse, se echan los hombros hacia atrás, no con un gesto seco, sino mediante un movimiento de rotación que coloca en su sitio nuevamente los omóplatos, metiendo el vientre hacia adentro con un esfuerzo consciente de los músculos abdominales, la cabeza necesita que se la eleve, pero no moviendo exclusivamente el rostro hacia arriba, es el cuello que se estira al máximo como la prolongación de la columna vertebral.

Postura sentado

Los glúteos deben estar contra el fondo del asiento, de tal manera que los riñones se adhieran a la parte baja del respaldo sin realizar esfuerzos inútiles. La espalda se apoya completamente contra el respaldo y mantener así una actitud flexible, sin ponerse rígido. Es preciso observar los músculos abdominales para que el vientre no se deforme. Los hombros evitan que la espalda se ahueque, pero sin forzarla. Las piernas pueden cruzarse o pueden cruzarse los tobillos (esta es la posición ideal cuando se trabaja).

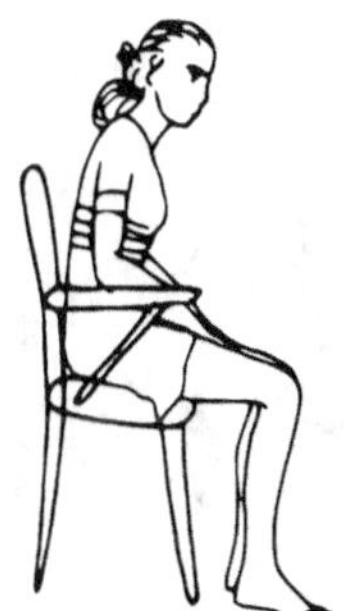 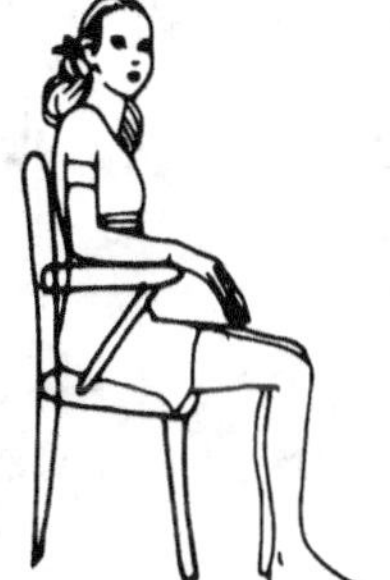 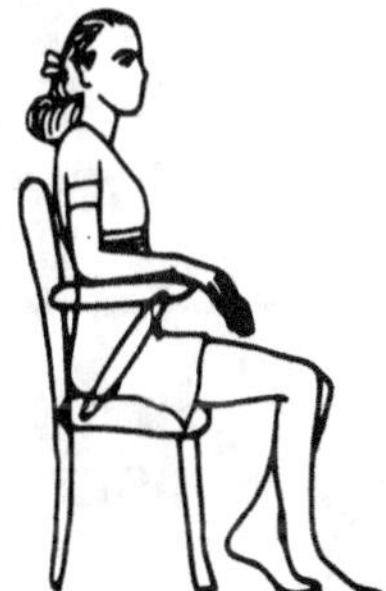

A tener en cuenta – Esta posición sentada será la que se adoptará tanto para comer como para conversar o asistir a un espectáculo.

La posición que se debe tener para escribir sentado requiere:

– un buen asiento, es decir, un asiento que tenga una altura conveniente para escribir, pero con un respaldo lo suficientemente alto para apoyar toda la espalda;

– no inclinarse sobre el trabajo, sino conservar la espalda contra el asiento;

– no acostarse sobre el papel en la mesa, forzando la columna vertebral;

– interrumpir el trabajo y realizar en seguida algunos ejercicios de relajación (ver los ejercicios en la sección EN EL TRABAJO) inmediatamente después de que se sienta crispación en la nuca, en la parte alta de la espalda o en el brazo que está escribiendo.

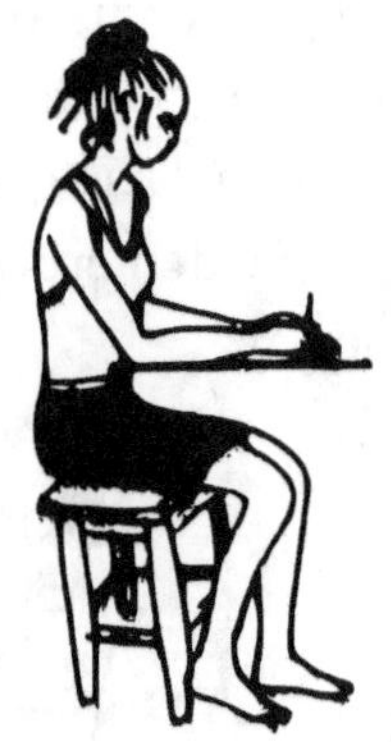
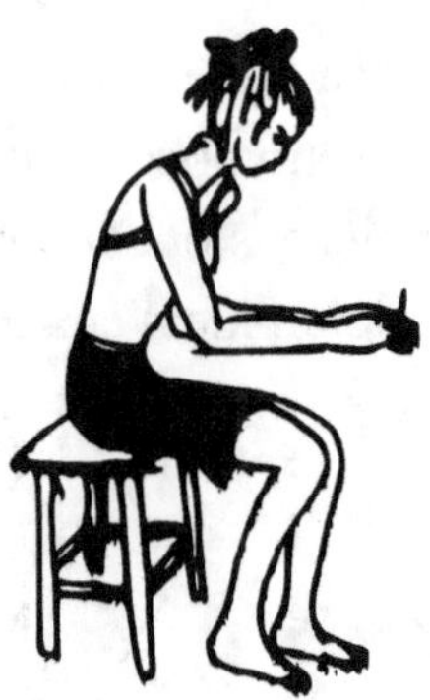

Buena postura para escribir

Mala postura para escribir

Cuando postura es igual que asana

Tomemos del yoga la palabra asana. No para encontrar lo que se llama «la posición experta», sino para descubrir una excelente postura de relajación en la posición sentada: el sukhasana y el siddhasana. En principio, se trata de desterrar todo tipo de asiento. Es una costumbre para la intimidad, las reuniones amistosas, para escuchar un disco, por ejemplo. Esta nueva manera de sentarse en el suelo da un equilibrio perfecto de la pelvis, evita la curvatura nociva de las vértebras lumbares, les conserva su agilidad, y, en consecuencia, a la larga, evita toda posibilidad de que esas vértebras se bloqueen o se suelden. Al mismo tiempo, esta postura combate la ciática y lo que los especialistas llaman la «hernia de disco».

Al comienzo a los occidentales no les es fácil encontrar el equilibrio en esta postura. Les aconsejo que comiencen apoyando la espalda y un costado sin forzarlos en un ángulo. Procure de mejorar la postura poco a poco, de día en día, y agilizándose, descubrirá un verdadero bienestar en esta posición de relajación.

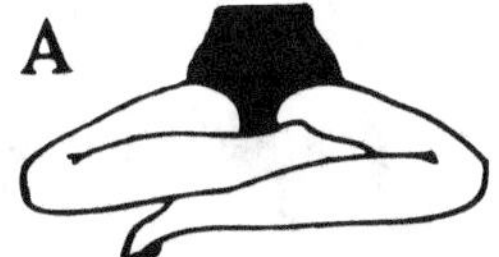
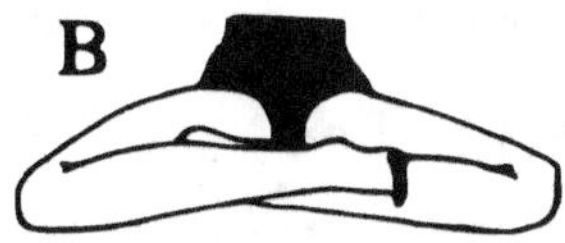

★ Primera etapa: el sukhasana (A). Sentarse, al principio, apoyándose en el ángulo de una pared, la espalda bien colocada de la cabeza hasta la pelvis, las piernas cruzadas de tal manera que el talón del pie izquierdo esté bajo la tibia de la pierna derecha, el pie derecho encajado en el pliegue de la pierna derecha.

★ Segunda etapa: el siddhasana (B). Debe ensayarse esta postura una vez que se haya obtenido una flexibilidad y una sensación de bienestar totales en la primera postura. Solamente entonces se tratará de perfeccionarla, acentuando más la posición en repliegue: el pie derecho se ubica hacia arriba sobre la pantorrilla de la pierna derecha, mientras que la pierna izquierda se queda como antes, colocada sobre la tibia de la derecha.

Después de practicar algunos meses esta postura, se puede prescindir del apoyo de la pared e instintivamente nos sentamos así cuando tenemos necesidad de relajarnos, de estar bien, de comunicarnos con los que amamos, de escuchar una música agradable o de concentrarnos en nosotros mismos... ya que el yoga se basa en posturas de meditación.

Las buenas posturas son buenas costumbres

He aquí unos consejos muy simples, casi trucos, que ayudan mucho a vivir mejor y que, en todo caso, completarán con felicidad los beneficios de su gimnasia de relajación.

– Salir cuando sea posible de la gran ciudad y caminar al aire libre.

– Dormir con la ventana entreabierta.

– No calentar excesivamente un lugar de trabajo o un apartamento.

– Cuando no sea posible salir de la ciudad, caminar por los parques de las ciudades y disfrutar de la luz, aunque no haya sol, aunque haga frío, y ver, almenes, verdor. En algunos de estos parques se han marcado recorridos excelentes para ponerse en forma.

– En caso de un trayecto corto, trate de andar en lugar de utilizar un transporte público o, lo que es peor aún, el coche.

– Si la distancia y los medios lo permiten, realizar como mínimo uno de estos trayectos «casa-oficina» (o a la inversa) a pie.

– Para realizar un trayecto determinado, elegir, entre dos

itinerarios, el que sea menos molesto o, mejor, el que obliga a atravesar un parque o incluso una simple plaza.

– A menos que se sea minusválido, se esté convaleciente o se tenga el corazón delicado, conviene más subir (y también bajar) las escaleras a pie que tomar el ascensor de manera automática, siempre y cuando se suba bien y también a un buen ritmo sin darse prisa y vigilando la respiración (ver la explicación de subir y bajar las escaleras en la sección FUERA DE CASA).

– Un buen sueño, base necesaria de un buen equilibrio físico y nervioso, necesita una buena cama; el colchón debe ser firme, y mullido, pero no demasiado. Se debe desterrar la almohada, porque lo ideal es dormir completamente plano o, eventualmente, con una almohada muy grande y muy plana, debe evitarse también un número excesiva de mantas (especialmente los edredones) que pesan e impiden que el cuerpo se mueva cómodamente durante el sueño, haciendo defectuosa la circulación de las piernas. Esto es una regla general. Para los casos particulares de calambres, fatiga, insomnio, véase los ejercicios en la sección: RELAJACIÓN.

– *Para la mujer* – A menos que necesite un sostén (gordura o caída de órganos), deberá desterrar la faja (ya sea corta o larga) de su guardarropa. Lo que anteriormente se consideraba un sostén indispensable no es más que una solución fácil que suprime el esfuerzo de los músculos abdominales, haciéndoles perder la costumbre del esfuerzo. Es mejor suprimir este (falso) sostén y adquirir mejores músculos, al mismo tiempo que un mejor sostén.

4. Respiración

No lo neguemos: ¡No sabemos respirar! A pesar del oxígeno que aspiramos maquinalmente para vivir, se puede decir que prácticamente ya no respiramos más. ¿Para qué sirve respirar? dirán los pesimistas. ¿Para introducir en el organismo toda la suciedad de la contaminación? Evidentemente, es preferible llenar los pulmones con el aire puro de los grandes espacios, y dichosos los que pueden hacerlo... Pero acabemos también con las leyendas: en una atmósfera viciada como la de los grandes centros, conviene más respirar bien, aunque el aire no tenga la pureza ideal, que respirar mal, pues esto no es de ningún modo una protección contra la contaminación, sino que, por el contrario, priva al organismo de las ventajas esenciales que le brinda un mejor ritmo respiratorio.

No entraremos aquí en los detalles que aprendimos alguna vez en el colegio sobre el proceso respiratorio, pero recordaremos sin embargo que una buena respiración:

- limpia las vías respiratorias, alejando de la nariz, de la garganta, de las mucosas y de los bronquios, las partículas sucias que allí se acumulan
- aporta a la sangre por intermedio del pulmón el oxígeno que necesita el organismo en su totalidad
- aleja el anhídrido carbónico del cuerpo, limpiándolo a fondo
- impregna el sistema sanguíneo
- calma el sistema nervioso
- facilita el ritmo de trabajo como el del sueño
- da más lucidez al cerebro y aclara las ideas
- conserva la salud psíquica

¿Qué es respirar mejor?

No se trata de realizar respiraciones profundas a lo largo del día, ni de respirar automáticamente mientras se realizan algunos ejercicios cotidianos, para que al día siguiente empecemos a respirar otra vez con negligencia porque nos falta el aire y hemos perdido el ritmo. Respirar mejor es volver a descubrir el poder sorprendente que tiene la respiración sobre el organismo y aprovecharlo. Sí, hacer uso de él como si fuera un ejercicio de relajación, a menudo tenerlo como un salvavidas para los nervios sobreexcitados.

¿Qué es respirar bien?

Antes que nada, es ser consciente de sí mismo y pensar la respiración. Que no haya más respiración instintiva para que nuestro cuerpo sobreviva y nosotros no nos ahoguemos; basta de respiración rutinaria haciendo más mal que bien un movimiento vago de gimnasia física. Es necesaria una respiración que ocupe totalmente la mente del que la realiza. Entonces, nos sentimos respirar, sentimos cómo el aire penetra en nuestro cuerpo y lo regenera, sentimos cómo le da una sensación renovadora, como cuando tenemos sed y nos bebemos un vaso de agua fresca, «somos» la respiración, y entonces nos sentimos descansados, purificados.

Una buena respiración se debe hacer en tres etapas: de vientre o respiración baja, de pecho o respiración media, de hombros o respiración alta.

¿Cómo se puede respirar bien?

Permanezca de pie, flexible, con los brazos colgando. Lo ideal sería que la mujer se desprendiera del sujetador. Sople todo el aire sin darse prisa, por la boca y siendo consciente del aire que sale. Tome conciencia de que, hacia el final de la expulsión, el vientre se contrae y vuelve. Respire lentamente por la nariz y por la boca a la vez y sea consciente de esta incorporación de aire. Sienta cómo el aire se sitúa al nivel del vientre que se relaja, y se vuelve más redondo. Ahora, el aire se sitúa a la altura de los senos, cuando usted siente que llega a esta fase, aparte lentamente los brazos del cuerpo, súbalos hasta que, estirados, se junten con las manos por encima de la cabeza y el aire alcance la parte alta de la caja torácica. Interrumpa un momento. Sople bajando los brazos.

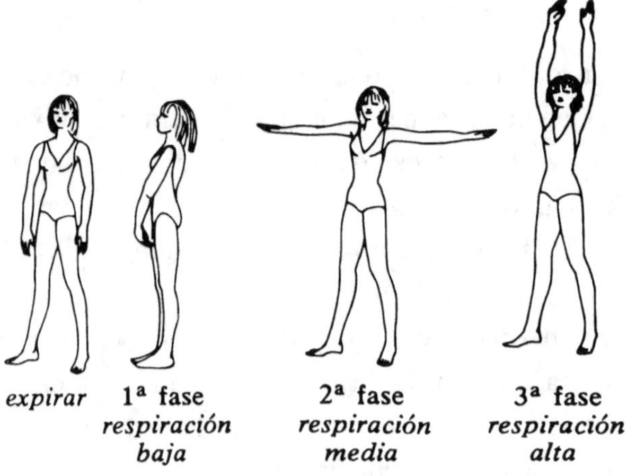

Con la práctica, se logra rápidamente realizar esta respiración total sin levantar los brazos. Es útil cuando la queramos practicar en un sitio público: lugar de trabajo, medio de locomoción, etc., para relajarse o calmar los nervios. Debe efectuarse tres veces seguidas únicamente.

En los capítulos siguientes, vamos a encontrar otros modos de respiración según las necesidades, pero es importante aclarar que:

–todos los otros ejercicios de respiración necesitarán un buen conocimiento de la respiración porque ésta es la que sirve de base, ya sea que empleamos una u otra fase,

– toda respiración debe ser siempre pensamiento consciente y sentida por el que la realiza.

5. Cesar la tensión

Nuestro mundo moderno, agitado, ruidoso, con prisas, nos pone tensos. En una calle donde hay que atravesar una multitud a contracorriente, en un medio de locomoción donde nos encontramos comprimidos, el cuerpo se crispa, los músculos se tensan en una defensa instintiva. Todo el organismo se moviliza, atento, crispado y se cansa, con la consiguiente aparición de tirones o agotamiento. Nuestra vida moderna nos obliga a una perpetua carrera contra el reloj, a luchar contra el atraso, a preparar la comida rápidamente, a darse prisa por cosas que deberían constituir un remanso agradable: alimentarse, lavarse, por ejemplo. Entonces se movilizan no sólo los músculos sino también los nervios. Si nos dejamos sumergir psíquicamente por este ritmo, corremos el riesgo de que nos domine. Nuestro cuerpo y nuestra psique, traumatizados, pueden crearnos peligros graves como la depresión nerviosa o el infarto. Luchar contra la tensión es... distenderse, no es una perogrullada sino, también, gimnasia de relajación.

Cómo cesar la tensión

Primeramente, teniendo una buena conciencia de sí mismo que nos permita decir de pronto: ¡Atención: estoy empezando a crisparme!, o ¡Alto! ¡Voy a dejarme llevar por los nervios!, y esto en medio de la actividad profesional o en el ajetreo de una calle, o en casa, porque estamos retrasados, o incluso al volante, en medio de un embotellamiento espantoso.

Inmediatamente, realice tres respiraciones completas y conscientes. Luego tome conciencia de su cuerpo y sus músculos, repasando mentalmente cada parte de su cuerpo, de la cabeza a los pies, y piense que el músculo tenso se relaja, recobra su flexibilidad habitual, cuando usted está sentado o en el trabajo.

En la calle, haga algunos ejercicios como los de a continuación:

El ejercicio respiratorio se realiza de esta manera: expirar todo el aire en tres pasos, hacer dos pasos en blanco, respirar en tres pasos, hacer dos pasos en blanco, expirar en tres pasos y volver a empezar.

Si se hace un verdadero footing, en un parque o en pleno campo, con calzado confortable, andar con pasos grandes y a un ritmo bastante rápido balanceando ampliamente los brazos, pero alternándolos: pierna derecha + brazo izquierdo, pierna izquierda + brazo derecho.

Con una buena posición corporal, con los brazos sueltos a los costados del cuerpo, efectuar, siempre andando, unas rotaciones pequeñas con los hombros: 20 veces de delante hacia atrás, a continuación, lo mismo, pero de atrás adelante siempre con movimientos circulares.

En casa, interrumpa sus actividades y relájese un poco. Confórmese con diez minutos y con el primer ejercicio que aquí se propone. Vale la pena.

6. Relajación

Es indispensable porque los efectos nocivos producidos por una excitación que origina tensión, como acabarnos de ver, no desaparecen al mismo tiempo que la causa de esta excitación. Aunque la tensión disminuya, la de origen muscular y nerviosa sólo desaparece aparentemente. En profundidad la tensión muscular, nerviosa y orgánica persiste y sólo puede vencerse mediante una relajación total.

He aquí tres ejercicios de relajación para realizar, a elección o alternándolos de una vez a otra:

1. Acuéstese de espaldas, en la semipenumbra, sobre la cama o sobre una alfombra, deslizando una almohada debajo de los pies, un cojín en el hueco de los codos y las rodillas, otro en el hueco de los riñones, los brazos blandos. Cierre los ojos, piense en un paisaje ameno o en una flor, o mejor, en los detalles que tiene una hoja. A continuación, sienta cómo se vuelve más pesado e imagínese que su cuerpo forma un hueco en la cama o sobre la alfombra. Quédese así inmóvil aproximadamente un cuarto de hora (si tiene necesidad, tome la precaución de poner en la habitación contigua un despertador con una campanilla muy suave para no preocuparse por la hora). Transcurrido ese cuarto de hora, vuelva a tomar lentamente conciencia de su cuerpo, estírese bien, después abra los ojos y por fin levántese muy lentamente.

2. Acuéstese como antes, pero esta vez comience con algunas respiraciones conscientes y completas. A continuación, bostece y no cierre completamente la mandíbula: déjela blanda. Trague una o dos veces y ponga la mente en blanco. Después de algunos minutos, pase revista a todos los

elementos de su cuerpo comenzando por los dedos de los pies para terminar con la cabeza. Tome conciencia de que esta parte del cuerpo está completamente relajada, tan distendida que usted no la siente más. Olvídese así progresivamente de las rodillas, de las pantorrillas, de los muslos, los glúteos, el bajo vientre, el vientre, etc. Siéntase liviano. Una vez que haya pasado el tiempo vuelva a tomar conciencia lentamente de su cuerpo comenzando nuevamente por los dedos de los pies, los tobillos, etc., hacia arriba. Mueva esta parte del cuerpo que usted recrea nuevamente, y no se levante hasta después de haber vuelto a respirar.

3. Se trata aquí de una variante de la posición anterior, pero el proceso de relajación sigue siendo el mismo. Sin embargo, esta variante se recomienda para las mujeres encintas, porque es excelente para el bebé: acostada, sobre el lado derecho, pase el brazo derecho hacia el exterior, trate de que este brazo esté cómodo levemente doblado. El vientre reposa sobre el costado y no, claro está, de frente. El brazo izquierdo está un poco doblado, relajado, alejado del cuerpo. La cabeza reposa con la mejilla derecha sobre una almohada plana. La pierna derecha está distendida, la izquierda un poco doblada. Busquemos la posición adecuada hasta sentirnos realmente cómodos. Una vez hecho esto, se procede como en la posición 2.

7. Ejercicios para combatir fatiga y dolor

Ejercicios para combatir la fatiga

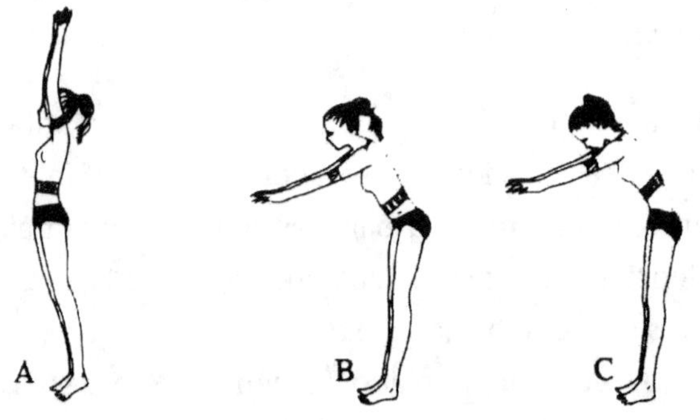

1.

A – De pie, levante los brazos y estírese como si quisiera tocar el techo.

Inspire con una respiración completa.

B – Deje que sus manos, brazos, cabeza y pecho se inclinen poco a poco hacia adelante hasta que

la parte de su cuerpo por encima de su cintura cuelgue suavemente hacia adelante, mientras

expulsa el aire al mismo tiempo y poco a poco.

Vuelva a colocarse en la posición normal respirando.

Realizar 3 veces seguidas como máximo

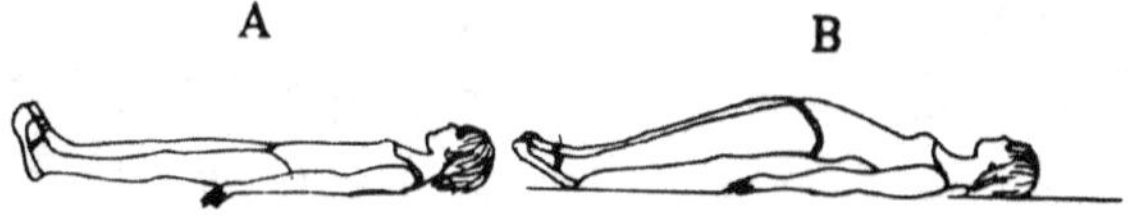

2.

A – Túmbese en el suelo con las piernas juntas, los brazos a lo largo del cuerpo y vaya relajando todos los músculos gradualmente.

B – Bruscamente, contráigase y arquee la espalda ahuecando los riñones formando puente sin ayuda de los brazos, sólo con la espalda y las piernas.

Respire al contraerse, expire bruscamente al relajarse.

Realizar de 3 a 5 veces

3.

A – Acostada sobre la espalda, flexione las piernas y rodee una silla con respaldo con la parte baja de las pantorrillas.

B – Bien relajada, concentre su atención en sus espinillas y pies, sin crispar los dedos de los pies, y haga girar sus pies hacia el interior y

C – hacia el exterior.

Realizar 10 veces

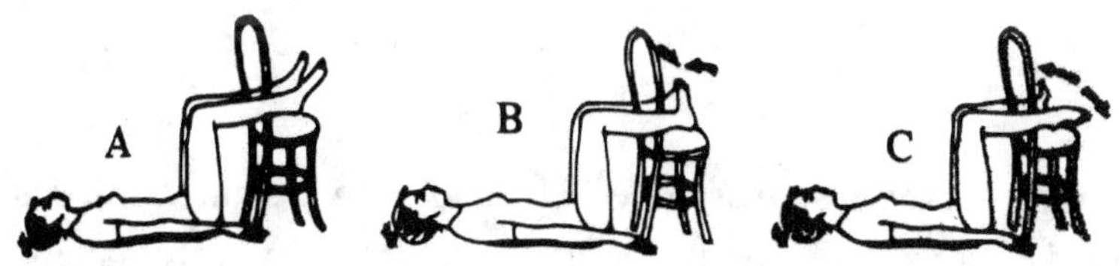

4.

A – Acostada de espalda, llegue a relajar por completo todos sus músculos, las piernas juntas, los brazos descansando a lo largo del cuerpo. Lograda la relajación, comience a dominar de nuevo gradualmente sus músculos, extienda las piernas y elévelas suavemente.

B – Una vez lograda la vertical, comience a bascular las piernas hacia atrás hasta

C – llegar a tocar el suelo con la punta de sus pies.

Permanezca en esta posición varios segundos y regrese muy lentamente a la posición B y A, haciendo una breve pausa en B.

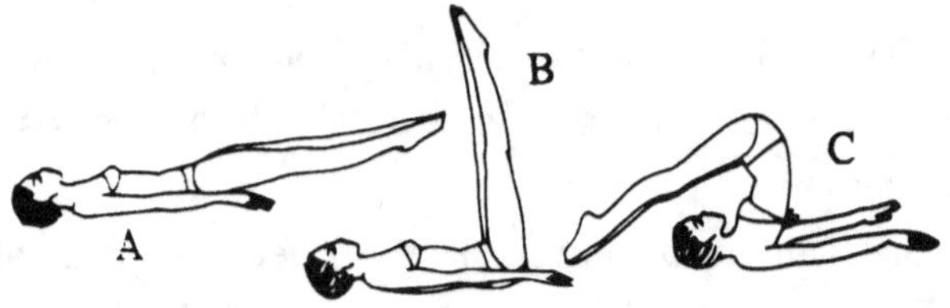

Ejercicios para vencer la fatiga ocular

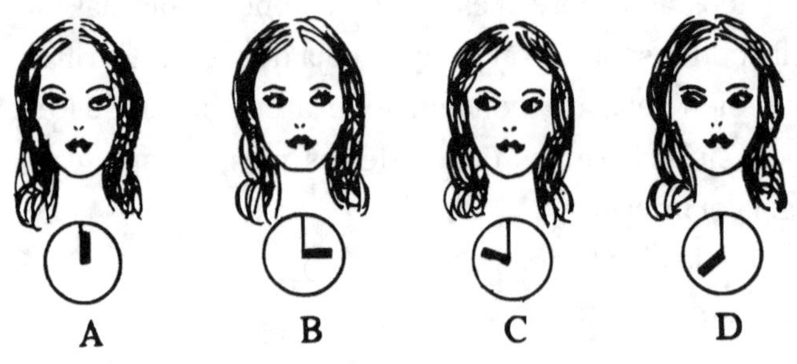

Imagínese que su rostro es el cuadrante de un reloj: las 12 del mediodía es la parte alta de la frente, las 6, la parte saliente de su mentón, las 9 su pómulo derecho, las 3 su pómulo izquierdo, etc.

1.

A – Mire hacia las doce.

B – Cuente mentalmente 1 – 2 – 3 y mire a las 6 Cuente mentalmente 1 – 2 – 3. Lo mismo en dirección a las 9, a las 3, etc. Con un poco de práctica, usted podrá imponerse horas más difíciles: las 12, las 4,

C – las 10, las 6 o las 3, las 9, las 7
D – las 7, las 2, por ejemplo.

2.

Con el rostro en calma, relaje completamente todos los músculos de la cara. Una vez hecho esto, centre su atención en sus ojos y esfuércese para abrirlos al máximo; insista, tenga la impresión de que usted tensa los músculos y la piel que rodea los ojos al máximo.

Distiéndase

Vuelva a empezar.

Realizar 3 veces como máximo.

A *tener en cuenta* – Es un ejercicio especial para la mujer, porque corrige las patas de gallo.

3.

Siéntese a una mesa, con los codos apoyados lo más cómodamente posible. Esconda un ojo en cada una de las palmas de la mano sin apoyar: el ojo derecho debe estar libre, en esta oscuridad, para mover los párpados fácilmente.

Con los ojos abiertos así en la oscuridad, imagínese una flor o paisaje hermoso o una hoja de árbol bonita y vea la naturaleza con el sol, el viento, la luz, los colores.

Una vez que haya visto bien, cierre los ojos.

Retire las manos y abra progresivamente los párpados.

4.

Cierre los ojos durante unos 30 segundos, después entreabra ligeramente los párpados y respire profundamente por la nariz.

Vuelva a cerrar los ojos soplando lentamente. A continuación, abra los ojos normalmente y fíjelos sobre un objeto situado aproximadamente a 1 metro, después sobre otro situado un poco más lejos, siempre durante unos segundos.

Cierre los párpados 15 veces bruscamente.

5.

Con la ayuda de la mesa, apoye dos dedos de cada mano en las sienes como para sostener la piel.

Abra y cierre los ojos enérgicamente de 5 a 10 veces.

Ejercicios para combatir los dolores de cabeza

Todos los ejercicios anteriores que fortalecen la vista al mismo tiempo que aceleran la circulación sanguínea y la motilidad muscular, son útiles para las personas que padecen jaquecas y otro tipo de dolores de cabeza.

Aquí damos algunos ejercicios fáciles de realizar en el momento en que aparecen los primeros dolores y en cualquier lugar que nos encontremos.

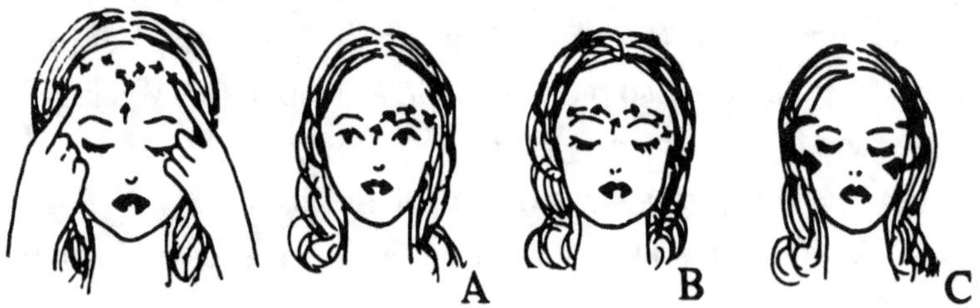

1.

Con los dedos lo más juntos posible, de masaje del centro de la nariz hacia las sienes y a la inversa, siguiendo la raíz del cabello.

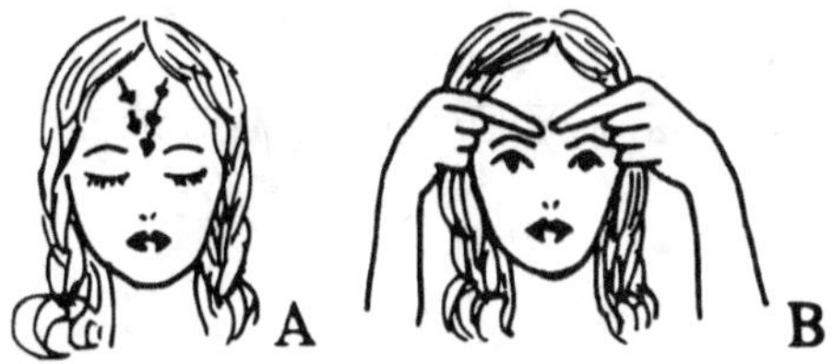

2.

A – Lo mismo, pero esta vez siguiendo la línea de las cejas, primero alternativamente,

B – después, al mismo tiempo. Cuando finalice coa esta fase B,

C – insista sobre el hundimiento de las sienes con círculos, pequeños que hacen jugar la epidermis sobre los huesos.

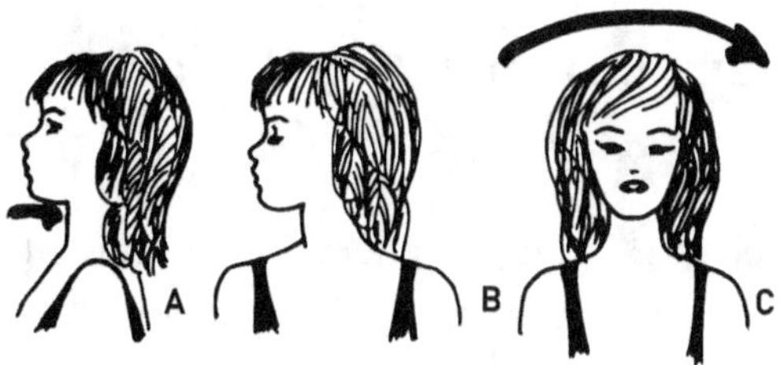

3.

A – A partir de la raíz de los cabellos, descender a lo largo de la frente hacia la nariz tocándola suavemente con la yema de los dedos.

B – Insistir solamente con los dedos índice entre las cejas.

4.

Sentado a una mesa, con los codos apoyados, y los dedos muy juntos, de masaje lentamente con círculos pequeños desde la parte de atrás de las orejas hasta la parte baja de la nuca.

5.

A – Bien sentado en el fondo de un asiento (si es posible que tenga respaldo alto), el cuerpo bien derecho pero no rígido, haga jugar el mentón hacia atrás sin levantar la cabeza para que la nuca esté en la prolongación de la columna vertebral y,

B – lentamente, vuelva la cabeza hacia la derecha hasta que

usted adivine el borde de su hombro.

C – Vuelva lentamente a la posición inicial. Lo mismo hacia la izquierda.

5 *veces*

A *tener en cuenta* – Los ejercicios de relajación suelen ser muy buenos para los dolores de cabeza persistentes.

Un truco – Beber la mayor cantidad posible de agua mineral sin gas después de una serie de ejercicios.

Ejercicios para combatir los calambres

Como a menudo se deben a la fatiga general, serán muy útiles los ejercicios antifatiga citados más arriba. Si los calambres se deben a haber estado mucho tiempo de pie o a las caminatas muy persistentes, se efectuarán los ejercicios que se realizan tumbado.

La distensión y los métodos de relajación son aconsejables sólo después de haber suprimido los calambres, ya que éstos impiden la relajación.

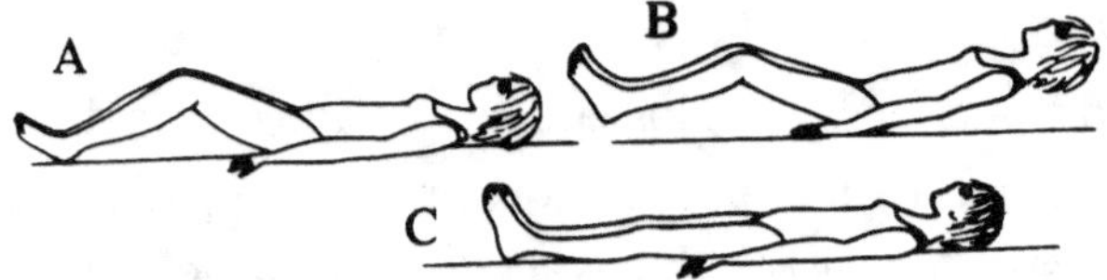

1.

A – Acuéstese sobre la espalda, con las piernas juntas pero levemente dobladas, los brazos a los costados del cuerpo.

B – Con un mismo impulso, eleve suavemente los pies, la cabeza, y la espalda. Conserve esta posición el mayor tiempo posible.

C – Déjese caer nuevamente.

A *tener en cuenta* – Este ejercicio combate el insomnio. Hacer en la cama 2 o 3 veces cuando no se logra dormir.

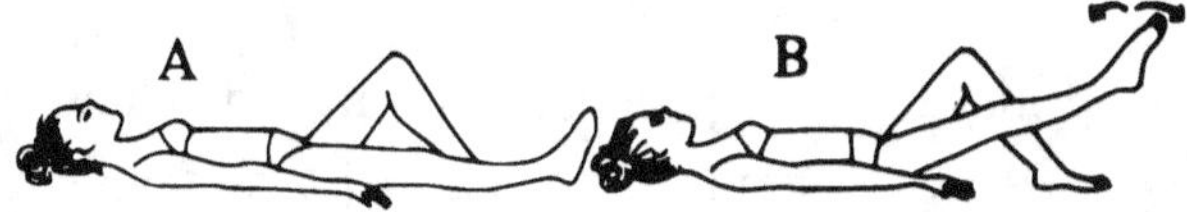

2.

A – Acostado sobre la espalda, lo más relajado posible, los brazos a los costados del cuerpo, doble una pierna.

B – Levante la otra pierna y realice en Un sentido y después en el otro, pequeños y lentos movimientos de rotación del tobillo. Cambie entonces de pierna.

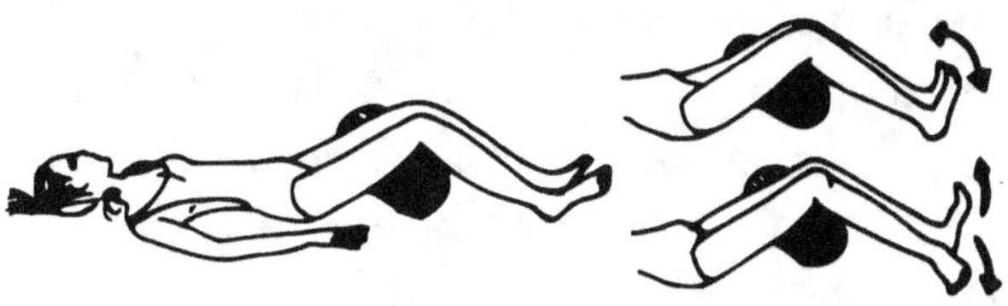

3.

Acostado sobre la espalda, apoye las corvas en un cojín y realice movimientos lentos y regulares; con los pies.

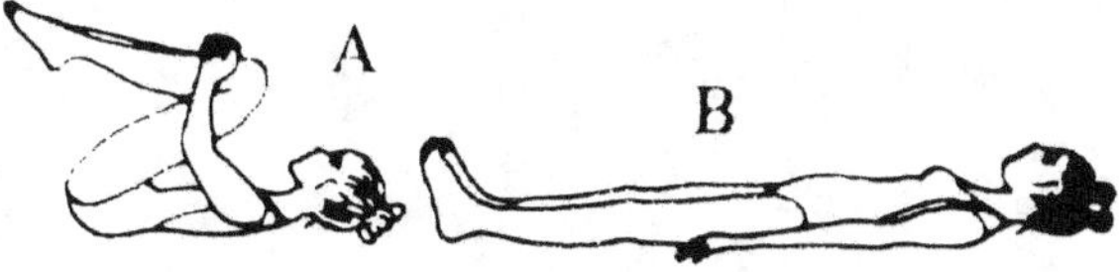

4.

A – Acostado sobre la espalda, doble las piernas sobre el pecho y rodéelas con t sus brazos, apretándolas al máximo.

B – Suéltelas bruscamente separando los brazos y libere las piernas que se estiran nuevamente con rapidez.

3 a 4 veces.

Ejercicios contra el reumatismo

En realidad, todo lo que proporciona al organismo un mejor funcionamiento y da a los músculos una mejor motricidad, combate el reumatismo. Sin embargo, aquí damos algunos ejercicios que se recomiendan especialmente.

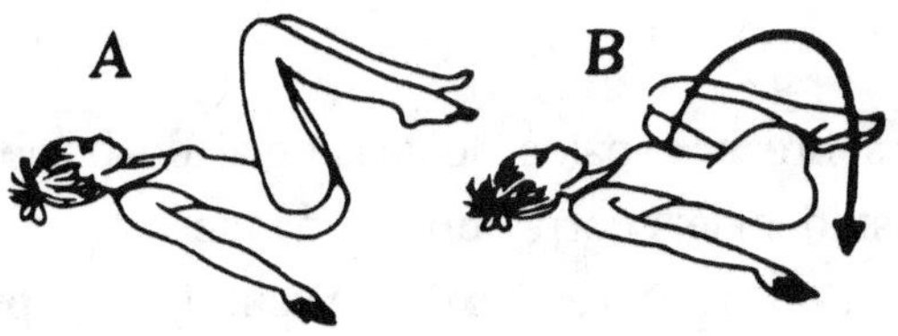

1.

A – Acostado de espaldas, con los brazos un poco separados del cuerpo, doble las rodillas sobre el pecho.

B – A continuación, evitando mover la parte superior del cuerpo, deje caer las piernas hacia la izquierda.

Vuelva.

Lo mismo a la derecha.

3 veces de cada lado.

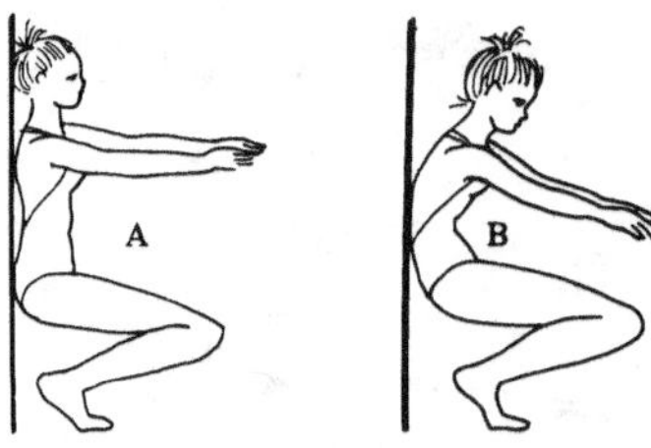

2.

A – En cuclillas, apóyese con la espalda contra una pared o un mueble estable. Las rodillas deben estar suficientemente levantadas de manera que los riñones toquen completamente la pared.

B – Relájese para que la espalda se arquee y el mentón descanse sobre el pecho.

Expire.

Al inspirar, enderécese lentamente.

Hacerlo 3 veces (Excelente para los riñones y la espalda).

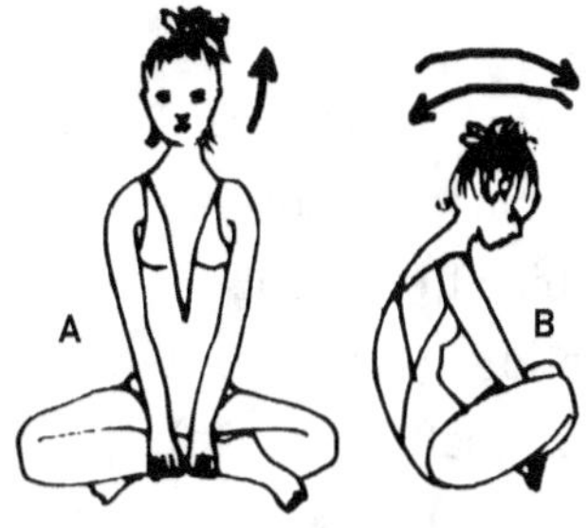

3.

A – Sentada en el suelo, sujete las espinillas. Alargue la espalda, la nuca, como si quisiera que la parte superior de la cabeza tocara el techo, sin levantar nunca el mentón. Respire al tiempo que se agranda,

B – a continuación reléjese bruscamente, con la; espalda redonda, la cabeza sobre el pecho, expirando.

Vuelva a tomar aire enderezándose

3 veces.

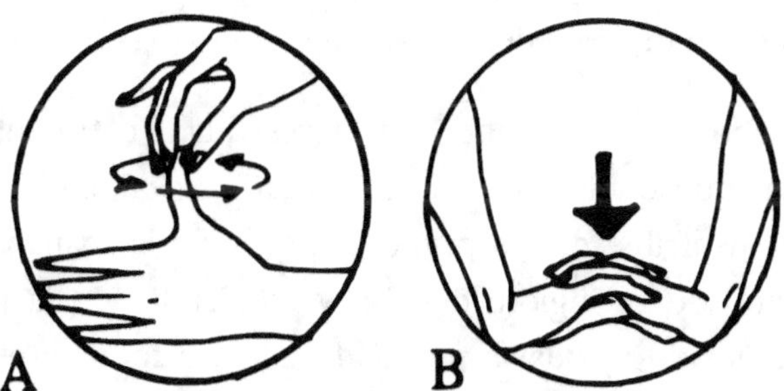

4.

A – Contra el reumatismo en las manos: con la mano contraria, haga girar cada dedo sobre su articulación.

B – Cruce los dedos y, volviendo las manos, tense los brazos y haga fuerza.

Con los brazos extendidos delante de usted, realice movimientos alternos de rotación de las muñecas.

8. Ejercicios al despertarse

El despertar es uno de los momentos más importantes del día, el más importante tal vez. De nuestro despertar depende nuestra manera de actuar, de experimentar, de percibir el desarrollo y el ambiente de las horas del día. No en vano, cuando alguien está de nial humor, decimos que «se ha levantado con mal pie», listo podría ser simplemente una imagen, pero en el fondo es verdad, y así nos sentimos mal cuando nos hemos «levantado mal» y tenemos un trato desagradable con los demás.

Un buen despertar es un buen día que se avecina. Es ver las pequeñas alegrías, considerar las dificultades sin ansiedad, soportar las contrariedades con una sonrisa y, a menudo, ser amable con los otros y ayudarlos, a su vez, a tener un día mejor.

Por ese motivo una buena jornada, floreciente y activa, que nos haga sentirnos contentos de nosotros mismos y del trabajo por la noche, debe comenzar con un buen despertar.

Rechace de ahora en adelante, la agresividad estridente del despertador, niéguese a levantarse titubeando, a lavarse con lo que parece el frío insufrible de las primeras horas de la mañana, diga no al desayuno que se ingiere deprisa y corriendo y a la partida desapacible, crispado y todavía mezclado con los momentos de la noche anterior, camino de la rutina y del aburrimiento. Descubra que es posible soportar las mismas agresiones, y el frío del invierno sin ponerse sombrío, sin descorazonarse y estar confuso y agresivo.

Cómo levantarse

El despertador acaba de sonar o alguien lo acaba de sacudir diciéndole: Es la hora Instintivamente, su cuerpo intentará reencontrar la tibieza que lo mimaba en el lecho, perderse en un nuevo adormilamiento. Es inútil dejarse llevar: el segundo despertar es más penoso, el tercero agota y, con el retraso incipiente, los nervios comienzan rápidamente a trabajar. Desde el primer despertar nos debemos acostumbrar no a saltar de la cama, sino a preparar la entrada en una nueva jornada.

1.

Estírese como un gato, aunque no tenga necesidad de hacerlo; adquiera este deseo de estirarse. Bostece. Extienda los brazos y estírelos. Estire su espalda, ahueque sus riñones, estire sus piernas alargando la parte inferior. Así se despiertan los gatos, los perros y es un excelente despertar en profundidad del organismo, la circulación y los músculos.

Después de esta primera sensación de despertar, no se deje llevar por la pereza y vuelva a adormilarse. Sin levantarse, prenda una luz suave, la de su lámpara de cabecera, por ejemplo, y despiértese completamente haciendo algunos de los ejercicios que se dan a continuación.

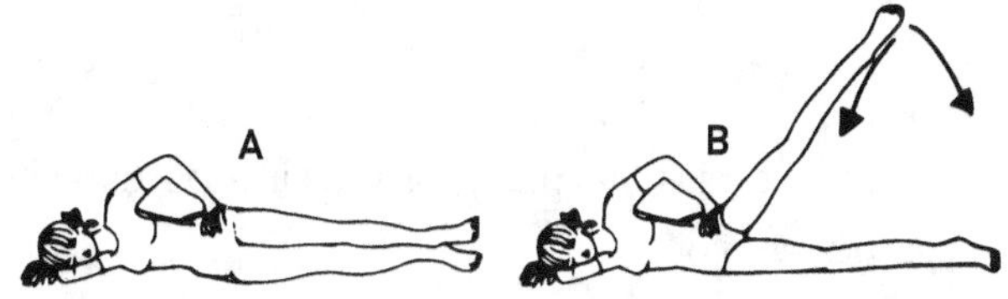

2.

A – Póngase del lado derecho, acostada, con el brazo derecho replegado debajo de la cabeza y la mano izquierda apoyada en la cadera.

B – Levante la pierna izquierda y déjela caer nuevamente hacia adelante y después hacia atrás, balanceándola.

Seguidamente, lo mismo para el lado izquierdo con la pierna derecha.

5 veces de cada lado.

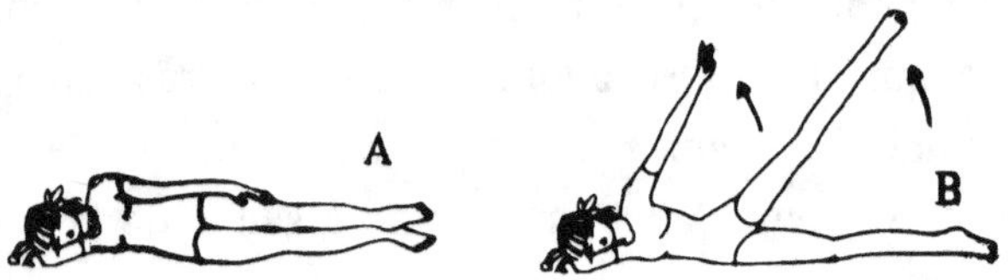

3.

A – Siempre de lado, con las piernas juntas,

B – levante al mismo tiempo la pierna y los brazos libres.

Seguidamente, lo mismo para el otro lado.

3 veces de cada lado.

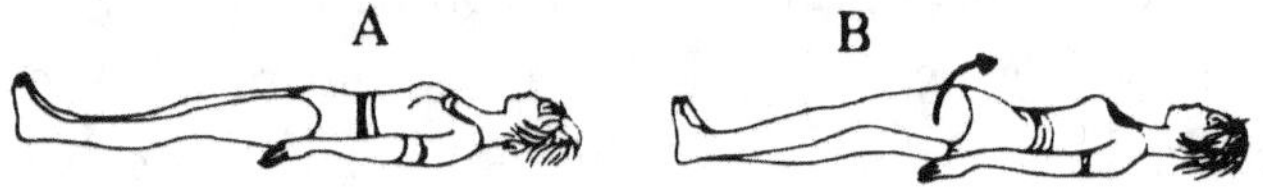

4.

A – Acostada, con las piernas y los pies juntos, estire los brazos a lo largo del cuerpo.

B – Contraiga los músculos glúteos. Levante la cadera derecha comenzando a moverse hada la izquierda, después hada la derecha, cuidando siempre de no apartar los hombros de la cama.

3 veces.

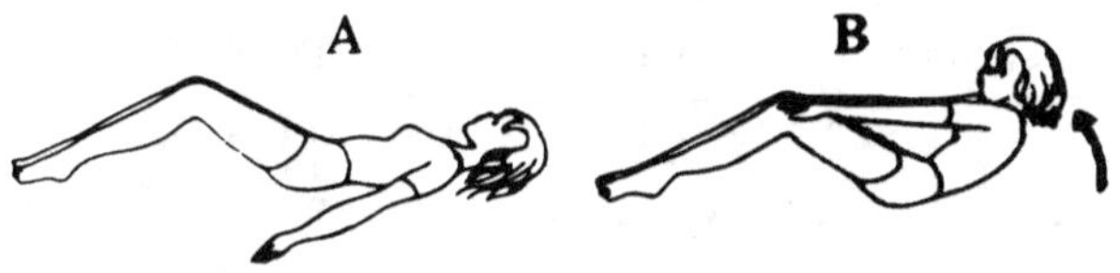

5.

A – Acostada de espaldas, los brazos a lo largo del cuerpo, un poco separados, las piernas juntas pero dobladas,

B – levante lentamente la cabeza, después el busto para tocar las rodillas con las manos. Deje caer.

5 veces.

Para el hombre

He aquí una serie de ejercicios para poner en forma sus músculos, entre los que habrá alguno que le vayan bien. Sin embargo, tenga en cuenta que los ejercicios anteriores son también muy buenos como medio de «poner en marcha» el organismo y darle flexibilidad.

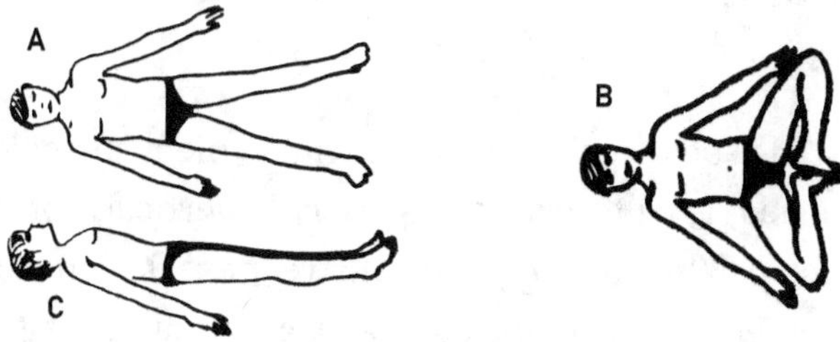

1.

A – Con la espalda plana en la cama, los brazos ligeramente separados del cuerpo como apoyo, separe las piernas,

B – Flexione a continuación las piernas acercando las rodillas al pecho y los talones a los glúteos como si nadara de espalda. Devuelva las piernas a su posición inicial pero esta vez sin llegar a descansar los talones en la cama.

C – Cuente 1 – 2 – 3 y apoye.

3 veces.

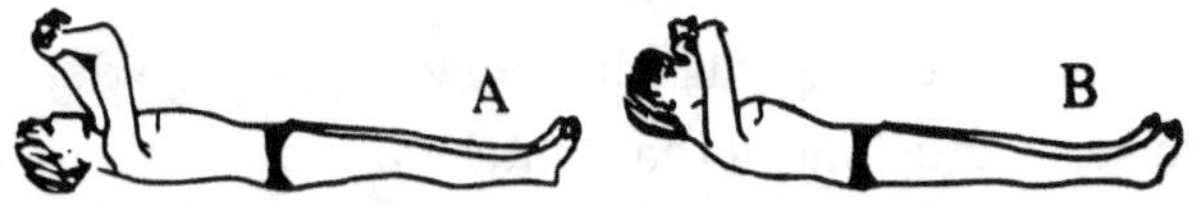

2.

A – Acostado de espaldas, doble los brazos y agarre su mano derecha con la izquierda, palma contra palma, con los pulgares cruzados bien enfrente del rostro.

B – Trate de tocar su cabeza que levantará y sus manos, mientras que la mano derecha se opone, ofreciendo una resistencia en sentido contrario. Forcejee unos segundos.

Relaje los brazos y la cabeza.

Comience nuevamente invirtiendo la posición de las manos.

Haga trabajar los músculos de los brazos y de los hombros.

3.

Acostado de espaldas, con la nuca bien sostenida por la almohada, levante los brazos hacia la vertical, con las manos juntas, palma contra palma. Estréchese las manos lo más fuertemente posible una contra otra durante 15 segundos.

Relaje.

Deje caer los brazos.

Vuelva a comenzar 3 veces.

Este ejercicio hace trabajar los pectorales.

4.

Siempre acostado de espaldas, ponga los brazos a los costados del cuerpo a unos 10 centímetros. Bien distendido, concentre toda su fuerza en las palmas de las manos que están planas sobre la cama, con los dedos juntos. Y lo más fuertemente posible, apóyese en la cama, cuidando de que la espalda se quede bien pegada a ésta durante 15 segundos.
Relájese.
No lo haga más de 2 veces.

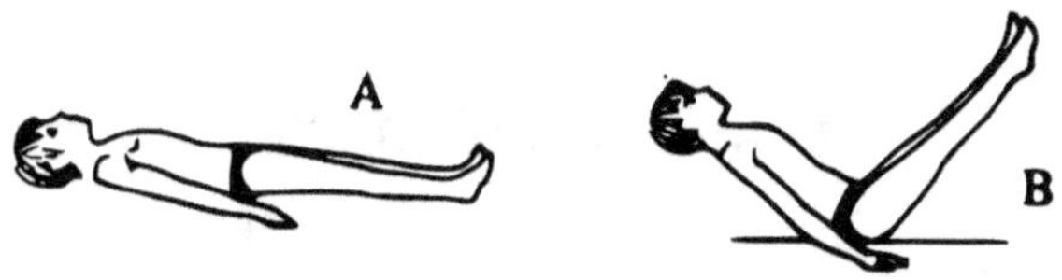

5.

A – Comienzo del ejercicio en la posición acostada, con las piernas y los pies juntos.
B – Levántese apoyándose en las palmas de las manos apoyadas en la cama y en el movimiento, levante las dos piernas juntas lo más alto posible.
Vuelva a bajar en la posición A.
Vuelva a comenzar 3 veces.
Este ejercicio hace trabajar los abdominales.

6.

Sentado en la cama, rodee sus rodillas plegadas con los dos brazos, con las manos bien estrechadas.
Empuje las rodillas hacia adelante como para escaparse de las manos que hacen fuerza para mantener las rodillas en su lugar.
Mantener aproximadamente 15 segundos.
Excelente para los músculos de los brazos, de la espalda, de las piernas y de los abdominales.

Siempre sentado en la cama, con las piernas dobladas pero un poco separadas una de otra, cruce los tobillos.

Ponga la mano derecha sobre la rodilla izquierda y la mano izquierda sobre la rodilla derecha. Los brazos están cruzados y entonces trate de cerrar las rodillas al mismo tiempo que los brazos y las manos tratan de impedírselo.

Mantener así de 10 a 15 segundos.

Este ejercicio hace trabajar las piernas, los brazos y la espalda.

Ponerse en forma

Cuando usted se levanta comienza un nuevo día. Con algunos ejercicios que ha hecho al levantarse, su organismo vuelve a sumergirse en un ritmo normal, sus músculos se han calentado. Ahora es necesario ponerse en forma tanto física como psíquicamente.

Estar en forma psíquicamente depende del estado físico y los ejercicios indicados le ayudarán a enfrentar con optimismo el día que comienza. A menudo... no siempre. Como tenemos una vida agitada, rápida, ruidosa y rica en preocupaciones, las dificultades que se presentaron el día anterior suelen asaltarnos desde la mañana, provocándonos una nueva angustia que nos desanima en la jornada que comienza dándonos la sensación de que todo esfuerzo va a resultar estéril. Por tanto, debemos destruir esta actitud negativa al mismo tiempo que las impurezas nocturnas que bloquean todavía nuestro sistema respiratorio. Pero mientras realizamos esta respiración controlada, conviene concentrarse en algunas ideas:

– Un día que comienza nos abre a lo desconocido (a pesar de la rutina de la casa o de la oficina), son más de doce horas durante las cuales algo nuevo va a suceder.

– Siempre ocurre algo, aun en la más rutinaria de las jornadas, aunque sea porque nadie es ya la misma persona de ayer...

– Porque el ser humano vuelve a nacer cada día, purificado por sus sueños, renovado por el reposo, enriquecido por sus experiencias.

– Todos los días son hermosos, aunque sólo sea porque los vivimos.

Para ponernos en forma físicamente comenzaremos con un poco de respiración vigorizante que realizaremos delante de la ventana entreabierta.

1.

Vacíe completamente los pulmones soplando profundamente. Aspire colocando el aire al nivel del vientre, después del pecho, finalmente de los hombros. Retenga la respiración durante 1 o 2 segundos y expulse el aire comenzando por los hombros, después el pecho y finalmente por el vientre.
Basta con una sola vez.

2.

A continuación es bueno respirar una o dos veces de esta forma: vacíese de todo el aire y después tome aire en tres etapas:
vientre
pecho
hombros.
Retenga la respiración un segundo y expire brujamente todo el aire de una sola vez por la nariz.

Ahora puede hacer estos ejercicios para ponerse en forma:

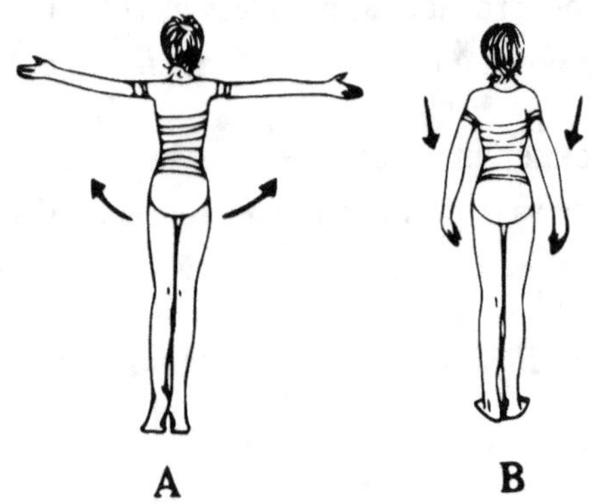

A   **B**

1.

A- De pie, delante de la ventana abierta, con los brazos a los costados del cuerpo, levante los brazos a la altura de los hombros, respirando lentamente por la nariz y de puntillas.

B – Quédese así 1 o 2 segundos y después baje los brazos y las piernas soplando.

3 veces.

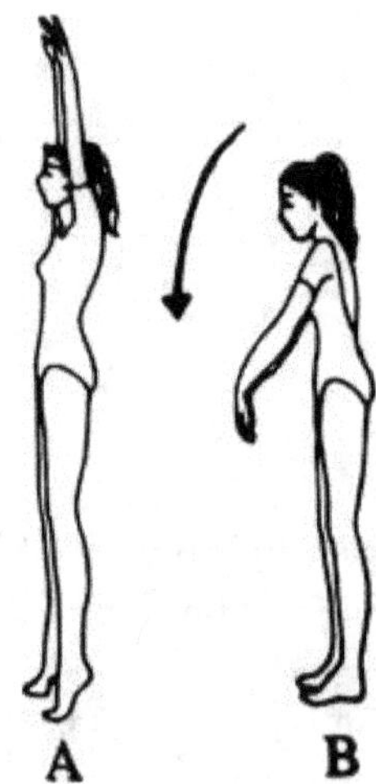

A   **B**

2.

A – De pie, estírese sobre la punta de los pies, los brazos en el aire prolongando el cuerpo.

Estírese como si quisiera tocar el techo con la yema de los dedos.

B – Relajarse bruscamente como un muñeco expirando.

3 veces

3.

En camino del cuarto de baño, elévese sobre las puntas del pie sin zapatillas, y camine de esta forma, estirándose al máximo, pero sin ponerse rígido.

Tome conciencia al mismo tiempo de que está estirando únicamente sus músculos y su columna vertebral.

Ya en el cuarto de baño, antes que nada, mójese la nuca y el rostro con agua fría para terminar de despertarse y vigorizarse y para desear este día que acaba de comenzar.

En el baño o en la ducha

Todos los anuncios sobre los productos de aseo, especialmente los dedicados al cuerpo, nos hablan de evasión, de distensión, de relajación, de optimismo. Ahora nosotros completaremos y aumentaremos el poder que tienen, con algunos ejercicios que enriquecen los efectos tonificantes de la ducha o la distensión del baño.

Colocamos aquí, al principio del día, estos consejos para relajarse, pero estos ejercicios pueden practicarse en cualquier momento del día si tomamos un baño o una ducha para salir de noche, por ejemplo.

Ejercicios de relajación y puesta en forma en la bañera

1.

Tome una pelota pequeña, del tamaño de una de tenis, o una naranja.

Levántela con las dos manos hasta la mitad del pecho.

Levante los codos horizontalmente y mantenga la posición.

Bien sentada, gire lentamente hacia la derecha.

Vuelva.

Gire hacia la izquierda.

3 o 4 veces hacia cada lado.

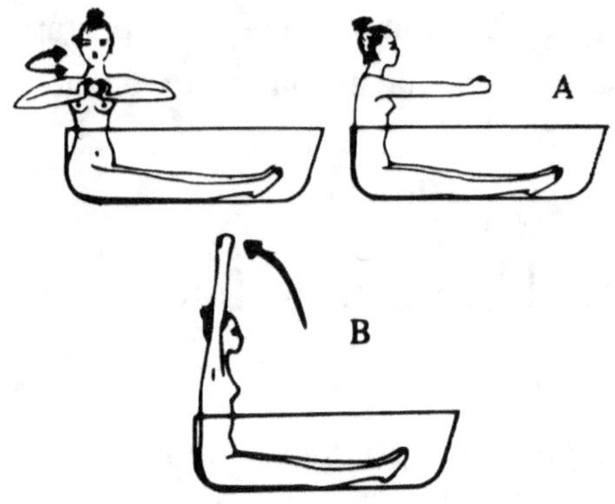

2.

A – Provista siempre de la pelota, bien sentada en el fondo de la bañera, los riñones asentados para no deslizarse, extienda el brazo delante de usted, con la pelota en el hueco de las palmas juntas.

B – Levante lentamente los dos brazos, sin dejar de tocar la pelota, hasta que estén por encima de su cabeza.

Atención – Los riñones no deben estar muy arqueados o la espalda muy curvada, sino bien derecha.

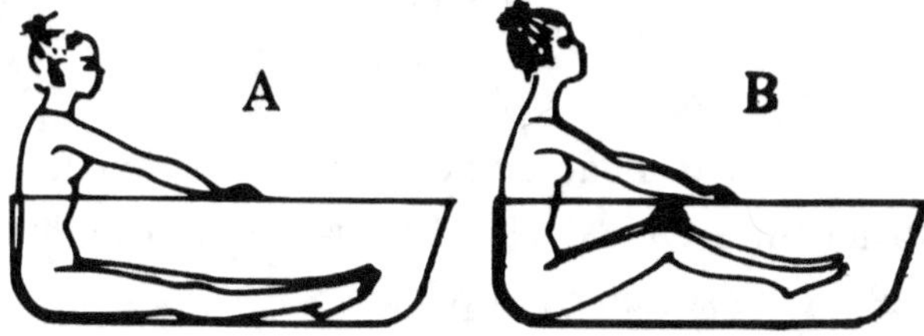

3.

A – Ponga ahora la pelota sobre sus rodillas.

B – Apriete las rodillas con fuerza para que la pelota no se caiga y doble lentamente las piernas elevando fuera del agua las rodillas y la pelota.

Vuelva a bajarlas.

2 a 3 veces.

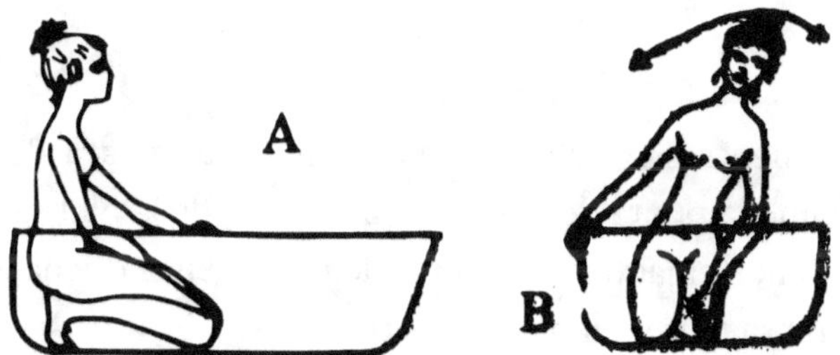

4.

A – Siéntese sobre sus talones, siempre con los riñones y la espalda un poco apoyadas contra la pared para no caerse, una mano puesta en el borde de la bañera.

B – Lentamente, luchando un poco centra la fuerza del agua, inclínese sobre el lado derecho, luego sobre el izquierdo.

4 veces.

Ejercicios de relajación y puesta en forma en la ducha

Como hay que tener cuidado de no caerse, no se pueden practicar muchos movimientos en la ducha. A pesar de todo, la ducha depara la ocasión de hacer excelentes ejercicios.

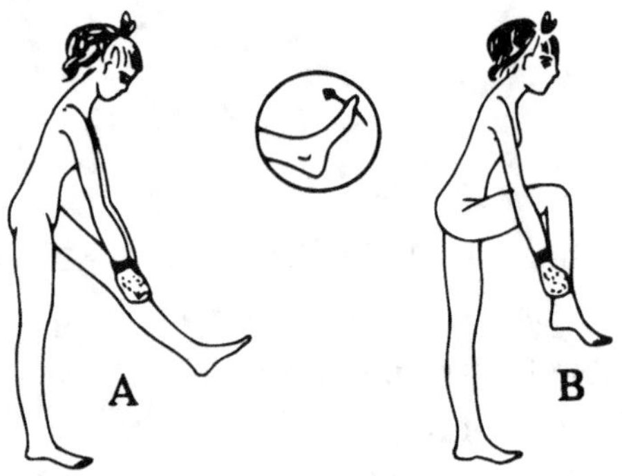

1.

A – Mientras se jabonan las piernas, se tratará de tensar al máximo la punta del píe, y los músculos de la pierna.

B – Si nos enjabonamos antes de entrar en la ducha, sobre una alfombra, por ejemplo,

C – se doblará alternativamente la pierna que se jabona sosteniéndose con la otra.

2. Se hará lo mismo mientras enjabonamos la parte superior del cuerpo:

A – Estire al máximo el brazo que está enjabonado primero horizontalmente,

B – después poniéndolo lentamente vertical.

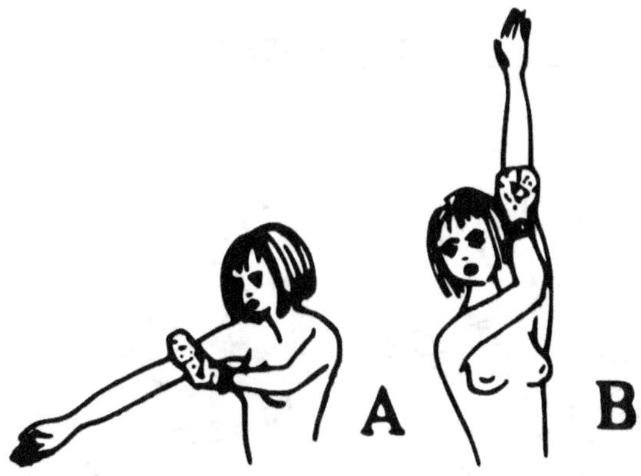

3. En la ducha, deje un buen rato que el chorro de agua caliente corra a lo largo de su columna verte real. A continuación, dejando de lado el jabón:

A -efectúe algunos movimientos suaves de rotación de las caderas.

B – Lo misma con algunas rotaciones de un brazo y después del otro.

C – Finalmente, realice algunos movimientos con la cabeza.

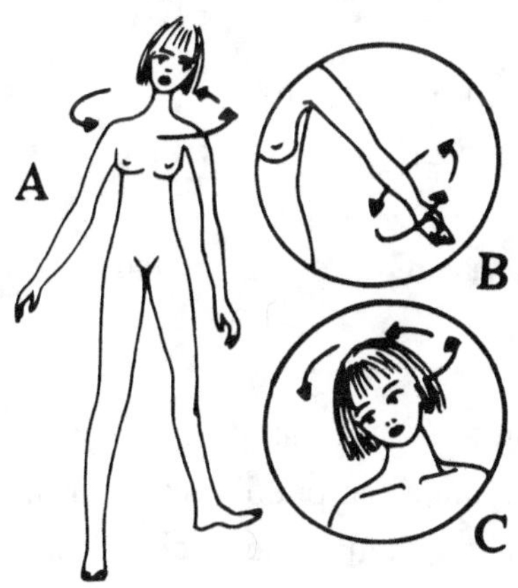

Al vestirse

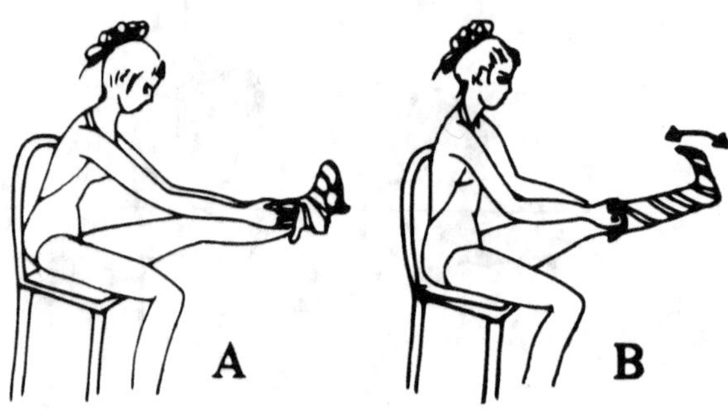

Sentada, mientras se pone las medias,

> A – estire la punta del pie,
> B – los músculos de la pierna.

Mientras se pone una falda o un pantalón, realice cuatro o cinco contracciones abdominales. Esto le animará los intestinos y facilitará la buena evacuación. Estas contracciones abdominales se realizan:

- vaciando sus pulmones de aire,
- relajando la postura del vientre que se vuelve entonces prominente,
- contrayendo bruscamente los músculos metiendo a fondo el vientre.

Cuando se pone un suéter, se abotona un vestido o una camisa, o los botones de las mangas se pueden realizar algunas rotaciones de los hombros. Al mismo tiempo, se hacen deslizar los dos hombros de adelante hacia atrás ahuecándolos, alzándolos, llevándolos hacia atrás y volviéndolos a la posición normal. A continuación se hace de atrás para adelanté el movimiento inverso.

9. Ejercicios fuera de casa

Comienza su jornada de actividades, y con ella la práctica de la gimnasia de relajación se podrá realmente llevar a cabo en cualquier circunstancia y en cualquier momento.

Aquí encontrará la explicación de posturas, movimientos o ejercicios que se pueden practicar en todos los actos de la vida cotidiana, fuera de casa. Se sobreentiende que no es indispensable hacerlos todos cada día: considere los que proponemos como un «menú». Según las circunstancias, su plan de trabajo, su estado de ánimo y las posibilidades que le ofrece el entorno o su modo de vida, puede elegir un ejercicio u otro, cambiarlos de día en día, variarlos, descubrir el que le va mejor para una forma de vida libre.

Al subir la escalera

En la medida de lo posible, se utilizará la escalera en lugar del ascensor durante el día de trabajo. En una empresa, por ejemplo, al ir de una oficina a otra, para paliar en parte el efecto nocivo de estar sentado detrás de un escritorio.

Lo más importante es la postura del cuerpo. Debe evitarse que el cuerpo se incline demasiado hacia adelante o hacia atrás. Se debe pensar en no apoyar el peso del cuerpo sobre las caderas, sino en pasarlo de un pie al otro a medida que se va subiendo. Al mismo tiempo, no se debe subir pesadamente y con paso poco ágil; por el contrario, hay que estirarse a medida que subimos, como cuando estamos de pie y dirigimos el cuerpo hacia arriba, como para hacernos más grandes.

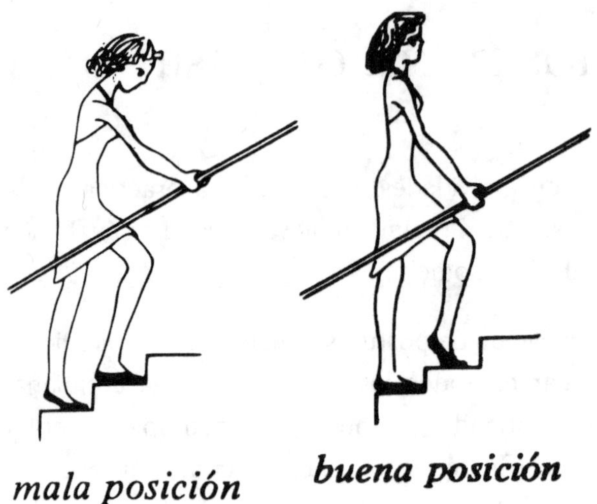

Para que subir una escalera sea un ejercicio eficaz contra la fatiga y no un motivo de cansancio, se debe mantener un buen ritmo: no hay que subir los escalones de cuatro en cuatro, ni correr hasta el primer piso para llegar al tercero sin aliento; tampoco se puede subir a rastras, y con pesimismo, con la mano crispada sobre la barandilla. Hay que rozarla, pero no asirse a ella.

Tenemos que tener un ritmo para subir, basado en la respiración:

> – aspirar a medias por la nariz cada dos o tres escalones (según la capacidad respiratoria del individuo), con una inspiración suave que no llega muy «a fondo».
> – Se expira de la misma manera siguiendo el mismo ritmo.

Si se tiene tiempo se puede:

1. Cambiar la manera de subir, efectuándolo sobre la mitad del pie o de puntillas, al menos una planta de cada dos.2. Demorarse en un escalón: el pie derecho en el escalón superior, se va subiendo, pero cuando hay que pasar el pie izquierdo delante, se para a

medio camino y se lo hace descansar en el escalón inferior (4 a 5 veces). Un poco más arriba, se hace lo mismo con el pie izquierdo que se apoya y el derecho que se balancea.

Al bajar la escalera

Aunque sólo fuera en beneficio de los otros ocupantes de un inmueble, se recomienda bajar las escaleras tan suavemente como se las sube. Es también un excelente entrenamiento para la gimnasia de relajación. Tampoco aquí hay que abandonarse pesadamente. El cuerpo debe alargarse, estirarse como para crecer. Es necesario que el pie esté ligero, estirado hacia el escalón, apoyándose parcialmente y no en toda su superficie.

Si se tiene tiempo, aquí hay dos ejercicios especiales para **hombres.**

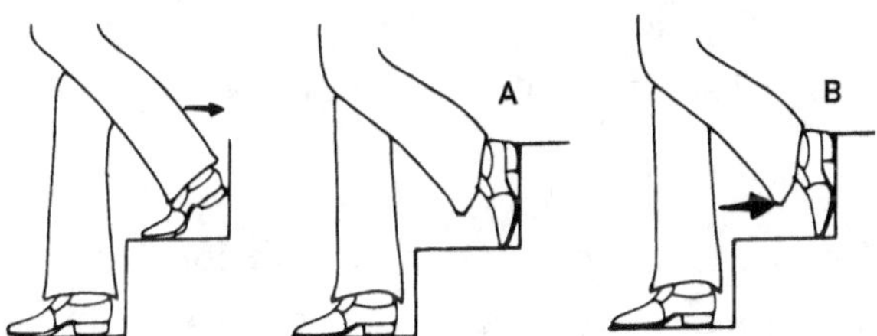

1.

Parar el pie izquierdo en un escalón, con la pierna derecha doblada, el pie derecho aún en el escalón de arriba.

El pie derecho se pega contra este escalón, apoyándose con el talón.

Se da entonces un empujón, con la ayuda del talón, hacia arriba, como si se quisiera saltar el escalón.

Empuje así de 15 a 20 segundos.
Cambiar de pie.

2.

A – Lo mismo, pero esta vez se apoya toda la planta del pie en el fondo del escalón superior,

B – Se apoya con toda la fuerza centrada en la pierna y el talón como para rechazar el escalón. Mantenerse así entre 15 y 20 segundos.

Cambiar de pie.

En los transportes públicos

Para todos

De pie, esperando, piense en su postura, y si hace falta» corríjala. Después trabaje discretamente sus abdominales;

1.

Expire lentamente y con discreción por la boca, o preferiblemente por la nariz, el aire contenido en los pulmones, a fondo, durante las tres etapas: vientre, pecho, hombros.

Contraiga con fuerza los músculos del vientre, metiendo éste hacia adentro todo lo posible.

Vuelva a tomar aire, pero esta vez solamente a nivel de los hombros y el pecho.

Hacer así algunas respiraciones (de 2 a 5 según las posibilidades y el entrenamiento) antes de devolver al vientre su flexibilidad.

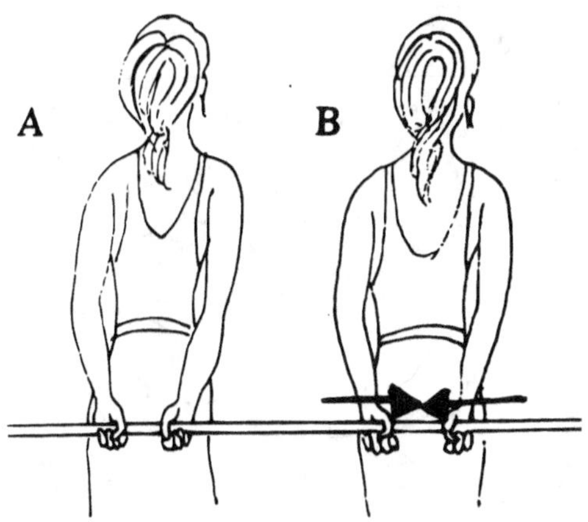

2.

A – Si hay una barra para contener la fila de espera, poner la espalda contra la barra y asirla con las dos manos. Cuidado con la posición de las manos y de los dedos.

B – Expulsar discretamente el aire y a continuación, respirando, asir con fuerza la barra tratando de «comprimirla» y de acercar las manos sin conseguirlo.

Relajarse expirando.

Volver a comenzar.

3 veces.

3.

De pie, pero esta vez durante el trayecto, aunque el autobús esté abarrotado: apoyar el cuerpo en una pared y tomar aire ampliamente. Retener esta respiración.

Contraer los músculos del vientre metiéndolos hacia adentro tratando de tocar la pared con los riñones, haciendo desaparecer así completamente (o casi por completo) la curvatura natural.

No doblar las rodillas. Una vez que se haya conseguido la postura adecuada, relajarse.

Volver a empezar.

5 *a 6 veces.*

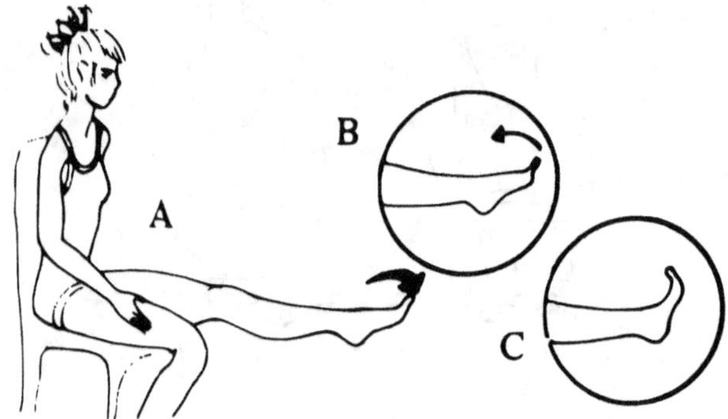

4.

A – Sentada, y aunque esté leyendo o tejiendo durante un trayecto largo, realice numerosos movimientos de rotación de los tobillos en el vacío, en un sentido
B – y a continuación en el otro.
Cambiar después de pierna.
C – También se puede variar el ejercicio realizando un movimiento de balanceo en lugar de rotaciones.

Especial para la mujer

1.

A – De pie, agarrándose de la barra vertical que generalmente está en el centro de cualquier vagón de tren suburbano, del metro o del autobús, elevarse suavemente de puntillas.
B – Apoyar los talones.
C – Levantar las puntas.
El cuerpo debe permanecer en una buena postura (derecho, dirigiéndose hacia arriba, con el vientre y los glúteos lo más

metidos hacia adentro que sea posible) pero relajado.
5 a 6 veces.

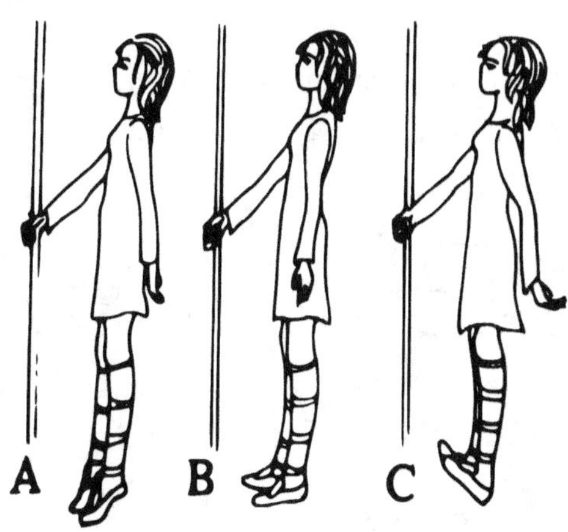

2.

Sentada, contraer suavemente los músculos glúteos, los dos a la vez, unas 30 Veces.

Tomarse algunos momentos de reposo, después volver a empezar, alternando las contracciones musculares de una nalga primero y después de la otra.

Especial para el hombre

1.

De pie, sostener con las dos manos la barra de la que hemos hablado en el ejercicio 1 para la mujer. Las dos manos deben estar bien apretadas una encima de la otra, con los dedos apretados.

Apretar con fuerza.

Trate entonces de girar la mano derecha en una dirección, la izquierda en otra, como para desajustar unos tornillos imaginarios remachados en dirección contraria.

Hacer fuerza de esta manera de 15 a 20 segundos.

Aflojar.

Se puede hacer una variante tirando en lugar de desatornillar, con las dos manos, esforzándose en direcciones opuestas.

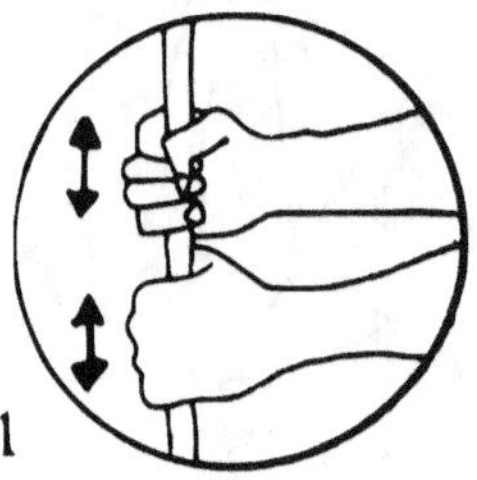
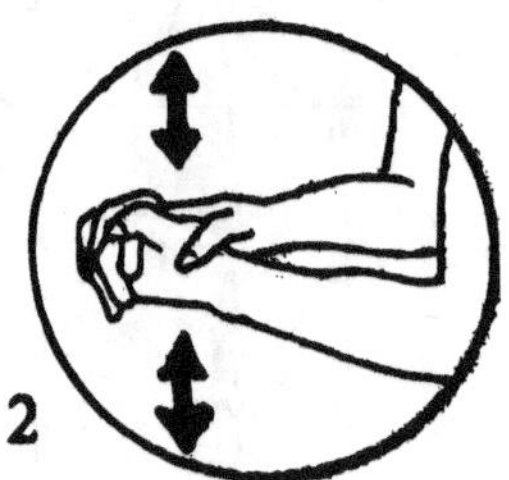

2.

Sentado, coloque la mano derecha encima de la izquierda, palma contra palma, los dedos cerrados, y las manos bien apretadas una contra otra, los brazos doblados.

Con un mismo esfuerzo, trate de impulsar la mano derecha hacia abajo y la mano izquierda hacia arriba.

Cada mano ofrece su propia resistencia a la otra.

Mantenerse así de 15 a 20 segundos.

Relajar.

Después de algunos minutos de descanso, volver a empezar poniendo la mano izquierda sobre la derecha.

En el coche

¡Cuánto tiempo perdido en ir y venir, en embotellamientos! Ya no será tiempo perdido si usted se aprovecha realizando algunos ejercicios útiles para combatir los efectos nocivos del anquilosamiento y la inactividad en los desplazamientos en coche.

Para todos

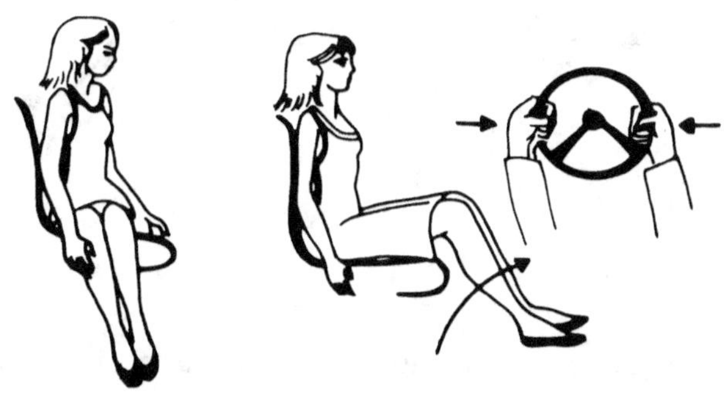

1.

A – Cuando sube y baja del coche, se puede hacer trabajar los abdominales: siéntese primero en el asiento, con los pies todavía apoyados en la calzada,

B – Levante suavemente las piernas, con los pies bien juntos y gire de tal manera que pueda entrar en el coche.

Para bajar, se realiza el movimiento inverso.

Sentado al volante – Aproveche un embotellamiento o un semáforo para:

2.

Mantener el volante en las posiciones llamadas de «las 9» y «las 3».

Apriete el volante con fuerza como si quisiera comprimirlo.

Mantenerse así durante aproximadamente 15 segundos

aproximadamente. Relaje.

3 *veces.*

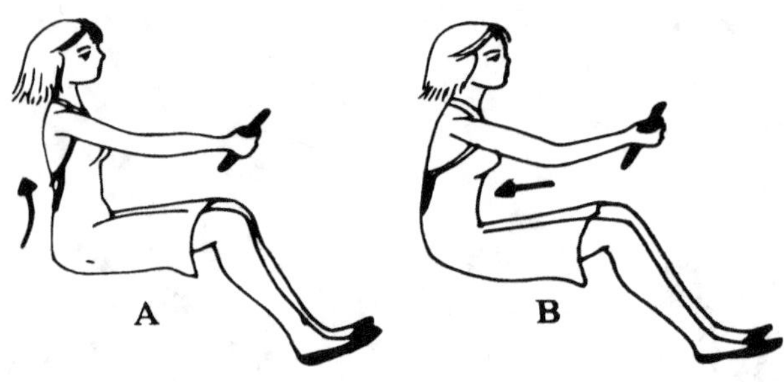

3.

A – Con las manos siempre en la misma posición, los brazos extendidos, estire el pecho al máximo como si fuera a tocar el techo con la cabeza.

B – Expulse el aire metiendo el vientre con fuerza.

Mantenga unos segundos.

Relájese suavemente y respirando como siempre. Para hacer una sola vez, pero se puede repetir el ejercicio en numerosos momentos durante el trayecto.

Para el pasajero

4.

Con las manos apoyadas en el asiento para tener una mejor estabilidad, concentre el esfuerzo en la parte baja del cuerpo, las piernas contra el asiento, los pies bien planos.

Apriete con fuerza los pies y la parte baja de las piernas contra el asiento.

Mantener de 15 a 20 segundos. Relaje.

3 *veces*

Especial para el hombre

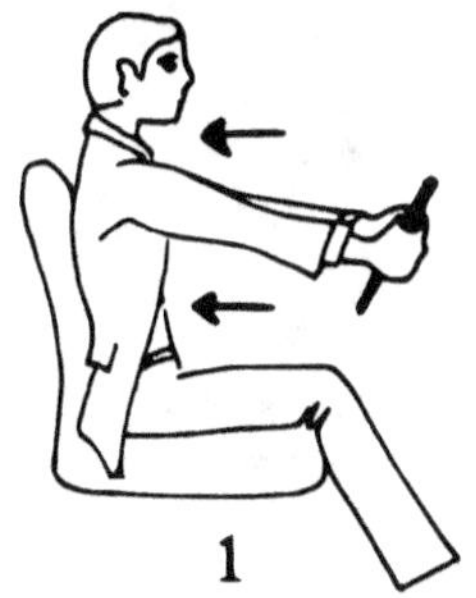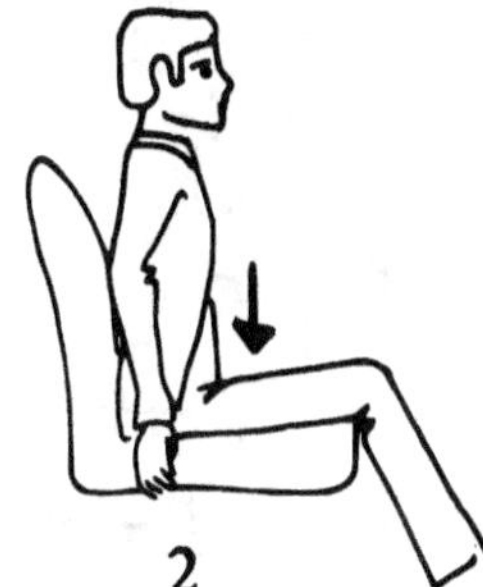

1. Al volante

Mantener el volante en la posición llamada de «las 9» y «las 3», los brazos bien estirados, la espalda y los riñones apoyados en el asiento.

Sin dejar el volante, y tirando incluso de él un poco hacia arriba, centre la fuerza en los brazos y apoye con fuerza los omoplatos, los hombros, la parte alta de los riñones como si fuera a rechazar el asiento mientras toma aire.

Mantener 20 segundos aproximadamente. Relaje expirando.

Vuelva a comenzar.

3 veces.

2. Al volante o como pasajero

Ponerse bien derecho en el asiento, sin apoyar la espalda.

Tocar cada lado del asiento con la mano.

Tire con las manos forzando la pelvis como si quisiera agujerear el asiento manteniendo el busto bien derecho. Relaje.

2 a 3 veces.

Especial para la mujer (de pasajera)

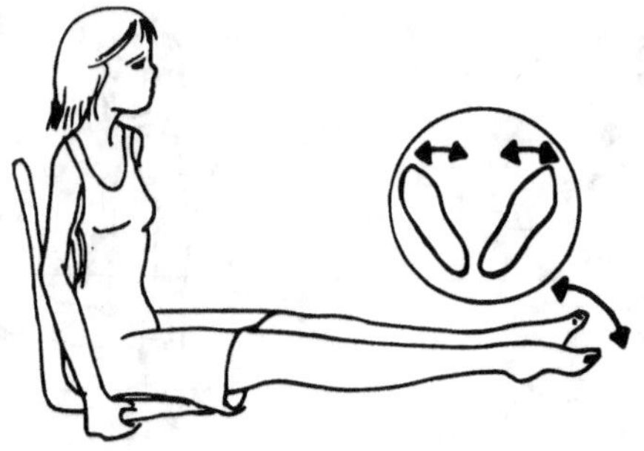

1.

Sentada bien al fondo del asiento, levante las piernas dobladas
(y los muslos)
Quédese así el tiempo suficiente para contar 1 – 2 las primeras
veces, y hasta 5 después de un poco de entrenamiento.
Vuelva lentamente a la posición normal.
2 veces seguidas.

2.

Con las piernas estiradas, las manos a cada lado del asiento
para tener un buen equilibrio, estirar las piernas comenzando
por la punta, las pantorrillas, las rodillas, los muslos, cuidando
de no despegar los riñones del asiento.

3.

En la misma posición de aquí arriba, se pueden realizar
algunos movimientos de rotación o de ida y vuelta con los pies.

Caminando por la calle

Es sabido que un andar sano no debe ser agotador, sino útil para los músculos y el buen funcionamiento del organismo; no debe ser un simple desplazamiento sino un andar ritmado, mantenido, semejante más a un buen footing que a un paseo para ver escaparates. Por supuesto, es mejor caminar lejos de la ciudad o en un parque que en pleno centro. Sin embargo, se puede también hacer footing en la ciudad, si se elige para el trayecto las calles menos transitadas, aun a riesgo de alargar el recorrido.

Este footing, este andar con buen paso, puede transformarse en un ejercicio, gracias a una respiración ritmada.

Antes que nada, hay que cuidar la postura. El cuerpo no debe asentarse sobre las caderas, sino, como se ha dicho anteriormente, estirarse hacia arriba; el vientre debe mantenerse bien metido hacia adentro, los glúteos no deben sobresalir, los hombros no deben estar tensos y deben llevarse más hacia atrás que hacia adelante.

1.

El ejercicio respiratorio se realiza de esta manera: expirar todo el aire en tres pasos, hacer dos pasos en blanco, respirar en tres pasos, hacer dos pasos en blanco, expirar en tres pasos y volver a empezar.

2.

Si se hace un verdadero footing, en un parque o en pleno campo, con calzado confortable, andar con pasos grandes y a un ritmo bastante rápido balanceando ampliamente los brazos, pero alternándolos: pierna derecha + brazo izquierdo, pierna izquierda + brazo derecho.

Con una buena posición corporal, con los brazos sueltos a los costados del cuerpo, efectuar, siempre andando, unas rotaciones pequeñas con los hombros: 20 veces de delante hacia atrás, a continuación, lo mismo, pero de atrás adelante siempre con movimientos circulares.

Especial para la mujer

Practicar cuando lleva una vestimenta amplia (impermeable, abrigo, etc.) y evitar cuando se llevan vestimentas ajustadas (como el pantalón).

Sea cual fuere el tipo de ritmo escogido, hay que contraer los glúteos a cada paso. El glúteo derecho se tensa, y de esta manera trabaja cuando se apoya el pie derecho, y se relaja en el momento en que el pie izquierdo se apoya en el piso y el glúteo izquierdo «se tensa a su vez, etc.

De tiendas

De pie, se cuida la postura del cuerpo: estirado agrandándose hacia arriba, con el equilibrio puesto no en un pie y después en él otro, sino colocado, en el centro del cuerpo, con los pies ligeramente separados. Los hombros no están encorvados, sino que despejan el pecho, el cuello está alineado con el cuerpo.

Mientras se elige entre los artículos que ofrece el comerciante, conviene prestar atención a la compra. Permanecemos de pie, en una postura cómoda... es todo. No sucede lo mismo en una tienda de autoservicio.

Aquí hay que hacer movimientos, al menos para servirse. En beneficio del equilibrio muscular y de la columna vertebral, es preferible valerse de un carrito a una cesta si hay que comprar muchas cosas.

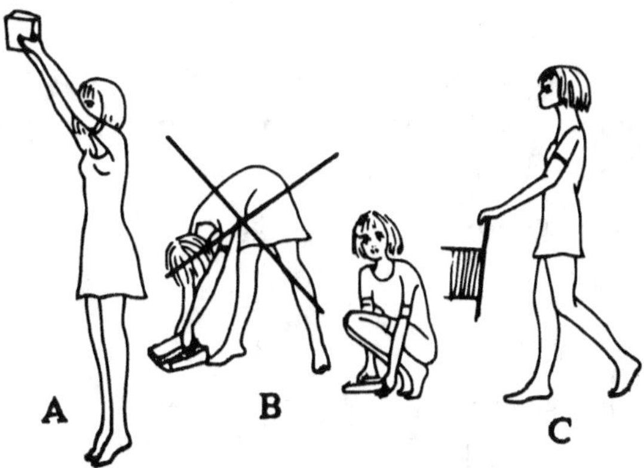

Finalmente, se aprovechan los movimientos necesarios para transformarlos en ejercicios útiles.

- Si es preciso tomar un artículo ubicado en una estantería alta (A) el cuerpo se estira, y el brazo lo acompaña sin que nos encorvemos.
- Si hay que tomar un objeto de abajo, no nos inclinemos; (B) nos ponemos en cuclillas, con el cuerpo derecho, y las piernas dobladas.
- Una vez que el carrito está lleno, (C) concentramos nuestro esfuerzo en los brazos y en los hombros para empujarlo, con el cuerpo derecho.

Esperando turno en una fila

Estos son otros momentos «perdidos» que pueden recuperarse beneficiosamente.

Para todos

1.

Realizar algunas contracciones con los músculos del vientre
expirando discretamente el aire, contrayendo y metiendo el
vientre hacia dentro.
Mantener algunos segundos. Relaje.
5 veces.

2.

A -Expire suavemente el aire contenido en los pulmones
ahuecando el pecho.
B – Vuelva a llenarse de aire echando todo lo posible los
hombros hacia atrás.
Cuente mentalmente 1-2. Relaje. Recomience.
3 veces.

3.

A – Si existe la posibilidad de estar con la espalda contra una
pared y con los brazos libres, pongámonos a 10 centímetros de
la pared, con los brazos detrás de la espalda, las palmas de las
manos planas.
B – Empuje la pared con las manos, con todas sus fuerzas.
Relaje.
2 a 3 veces.

4.

Siempre al lado de una pared (o de cualquier otro punto de
apoyo): separe un poco las piernas, una de ellas debe estar
cerca de la pared, el pie bien plano.
Concentre su fuerza en el pie y apoye éste lateralmente contra
la pared, como si quisiera derribarlo.
Mantener algunos segundos. Relajar.
2 a 3 veces.

Especial para la mujer

1.

Con un punto de apoyo posible: una pared o el picaporte de una puerta por ejemplo, realizar el siguiente ejercicio.

De pie, esperando, piense en su postura, y si hace falta» corríjala. Después trabaje discretamente sus abdominales;

Expire lentamente y con discreción por la boca, o preferiblemente por la nariz, el aire contenido en los pulmones, a fondo, durante las tres etapas: vientre, pecho, hombros.

Contraiga con fuerza los músculos del vientre, metiendo éste hacia adentro todo lo posible. Vuelva a tomar aire, pero esta vez solamente a nivel de los hombros y el pecho. Hacer así algunas respiraciones (de 2 a 5 según las posibilidades y el entrenamiento) antes de devolver al vientre su flexibilidad.

Especial para el hombre

1.

Si estamos al lado de una pared: separar un poco las piernas para tener mayor estabilidad.

Apoye un hombro contra la pared.

Apriete los puños y apóyese con fuerza con el hombro y el brazo como si quisiera derribar lentamente la pared. Relaje.

2 a 3 veces.

2.

Si se tienen las manos libres, realizar el ejercicio siguiente:

Si hay una barra para contener la fila de espera, poner la espalda contra la barra y asirla con las dos manos. Cuidado con la posición de las manos y de los dedos.

Este ejercicio puede muy bien hacerse de pie.

A *tener en cuenta* – Todos los ejercicios indicados en el párrafo titulado *En los medios de transporte públicos*, y específicamente *Mientras espera*, pueden efectuarse sin problemas aquí, siempre que haya una barra que contenga la fila.

Corriendo

El secreto para correr bien es: postura como para andar, con una ligera inclinación hacia adelante, el peso del cuerpo está puesto sobre la pierna de atrás mientras se levanta el muslo contrario, y así se acentúa la inclinación. Cuando el pie que se había levantado se apoya en el piso, ponga en éste el peso del cuerpo como si hiciera un movimiento natural al andar, pero acentuándolo.

Las diversas etapas de la carrera

Aunque se lo haga bien, para que correr resulte beneficioso para el organismo, se debe:

Respirar de un modo regular – un ritmo respiratorio normal, se sopla cada 3 o 4 zancadas y se toma el aire del mismo modo. Sin embargo, según la edad o el estado del individuo, el ritmo respiratorio adecuado puede encontrarse cada dos zancadas.

A *tener en cuenta* – Mientras corremos, conviene mantener el ritmo. Respire así, un momento, sin expirar el aire.

Acentuar a cada zancada el esfuerzo que hacen los músculos; esto se consigue primero siendo consciente de la carrera y del ritmo que ésta tiene. Con cada paso que se da, se trata de saltar más, de dar más fuerza a la pierna encargada de proyectar el cuerpo.

Cuando se corre en un parque público o cuando estamos al aire libre, practiquemos este ejercicio basado en la carrera:

1.

Correr lanzando la pierna que queda atrás lo más alto posible.
Al mismo tiempo, los brazos se balancean ayudando al busto a seguir la línea oblicua del cuerpo. Los brazos y las piernas trabajan en oposición: el brazo derecho y la pierna izquierda hacia atrás al mismo tiempo, después el brazo izquierdo y la pierna derecha.
Evite ponerse rígido: el busto se mantiene flexible.
El esfuerzo muscular está centrado desde la cintura hasta los pies.
Entre cada carrera, hay un momento para descansar y relajarse.

En un espectáculo o en casa de los amigos

Generalmente al presenciar un espectáculo uno está sentado la mayor parte del tiempo. En casa de amigos, si estamos sentados en un sillón grande o en un diván, procuremos que los brazos no estén muy cerca del cuerpo: hay que ponerlos sobre los brazos del sillón o desplegarlos sobre el asiento. Esto resulta mucho más elegante y, sobre todo, libera la caja torácica y descomprime los órganos.

Si se está en casa de amigos íntimos o si se es joven, muy moderno, lo mejor es sentarse en el suelo, sobre la alfombra o un cojín. Buena ocasión de adoptar la postura de yoga aconsejada y hacer los siguientes ejercicios:

1.

Sentado a una mesa, con los codos apoyados, y los dedos muy juntos, dé masaje lentamente con círculos pequeños desde la parte de atrás de las orejas hasta la parte baja de la nuca.

2.

A – Bien sentado en el fondo de un asiento (si es posible que tenga respaldo alto), el cuerpo bien derecho, pero no rígido, haga jugar el mentón hacia atrás sin levantar la cabeza para que la nuca esté en la prolongación de la columna vertebral y,
B – lentamente, vuelva la cabeza hacia la derecha hasta que usted adivine el borde de su hombro.
C – Vuelva lentamente a la posición inicial.
Lo mismo hacia la izquierda.
5 veces.

Se puede también hacer el siguiente ejercicio:

Para todos

1 .

Rodee sus piernas dobladas con sus brazos, los dedos juntos.
Trate de separar las piernas mientras que sus brazos oponen resistencia.
Mantenga el esfuerzo de 10 a 15 segundos. Relájese.
4 o 5 veces.

Durante un espectáculo, para todos

1.

Con los brazos separados, cogerse de los brazos del asiento, haga fuerza como si quisiera levantar el sillón mientras que el resto del cuerpo se afirma en el asiento para resistir.
Mantenerse 5 a 10 segundos. Relájese.
3 a 4 veces.

Finalmente, durante un espectáculo o en casa de amigos, no nos olvidemos de que es fácil, mientras estamos sentados, hacer algunos movimientos con los tobillos y, tanto sentado como de pie, hacer un poco de relajación.

2.

A – Sentado, y aunque esté leyendo o tejiendo durante un trayecto largo, realice numerosos: movimientos de rotación de los tobillos en el vacío, en un sentido
B – y a continuación en el otro.
Cambiar después de pierna.
C – También se puede variar el ejercicio realizando un movimiento de balanceo en lugar de rotaciones.

Cuando tenemos el hábito de relajamos a menudo, esta actitud se convierte en una especie de reflejo que no necesita más que de un poco de tranquilidad y de penumbra. Lo hacemos cuando nos sentimos un poco cansados, fatigados, menos activos. Sólo es necesario un poco de concentración, un buen control muscular, y aun mientras se fuma, en el entreacto o en mitad de una recepción, cabe evadirse unos momentos, de nosotros mismos, descansar el organismo, volver a recobrar las fuerzas y el ánimo.

10. Ejercicios en el trabajo

Trabajamos durante las tres cuartas partes de nuestra existencia. De modo que es importante sentirse bien, en forma, durante las horas que pasamos en la oficina, en la tienda o en el estudio. Es de vital importancia para nuestro rendimiento, pero también para nuestra alegría de vivir; influye en las horas por venir, en la vuelta a casa, en la relación con las demás personas. Hay profesiones que cansan más que otras, actividades que tensan. Estar de pie, al cabo de un tiempo se vuelve penoso. Hay trabajos en cadena que crispan el sistema nervioso.

En este capítulo se proponen ejercicios de acuerdo con las actividades que se realizan y los problemas que acarrean, ejercicios pensados para relajarse, descansar, volver a ponerse en forma, calmar los dolores y hacer que trabajen los músculos olvidados.

Aun la mujer que se queda en su casa y que, digamos, no trabaja, verá así que su vida se hace más fácil, milagrosamente, que cada gesto cotidiano puede ser útil a su bienestar y a su salud.

Repitamos que todos estos movimientos se vuelven automáticos después de un tiempo de aprendizaje. Al comienzo, deberá vigilar su actitud, pero pronto se convertirán en actos reflejos.

En la oficina

1.

Sentada, apoyar los codos sobre la mesa y, con las dos manos, sostener la cabeza. Lentamente, pero con fuerza, tratar de bajar la cabeza mientras que las manos ofrecen una resistencia tal que impiden que la cabeza avance.

Mantenerse así de 15 a 20 segundos. Relajar.

2 veces.

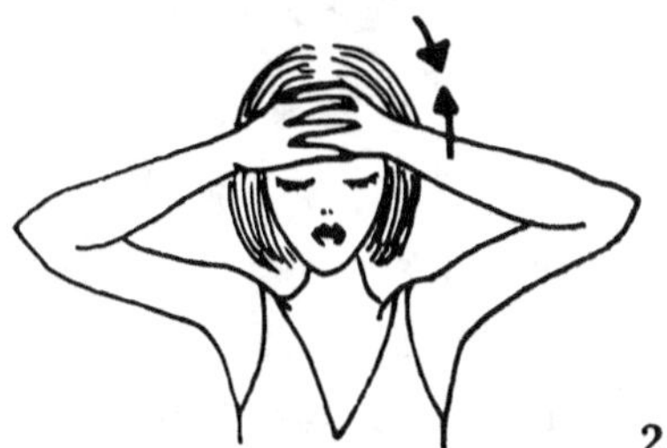

2.

Sentada, cruzar las manos sobre la frente, con los codos lo más separados posible.

Apoyar la cabeza en las manos mientras éstas ofrecen máxima resistencia.

Mantener de 15 a 20 segundos. Relajar.

2 veces.

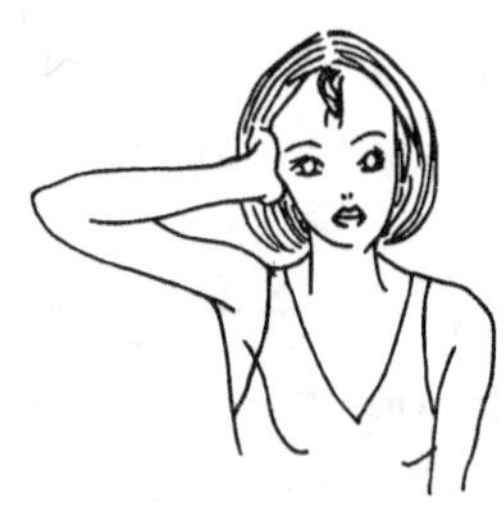

3.

Sentada o de pie, el brazo doblado, ton el codo a la altura del rostro, rodee la oreja con el pulgar hacia abajo, y con los dedos bien planos por encima del lóbulo.

Haga fuerza con la cabeza contra la palma de la mano y a la inversa.

Mantener de 15 a 20 segundos. Relajar.

Vuelva a comenzar con la otra mano.

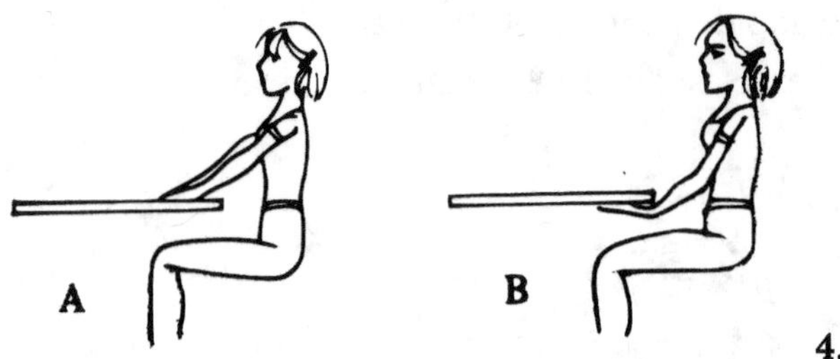

4.

A – Sentada a una distancia aproximada de la mesa, apoye las manos sobre la mesa, con las palmas planas y, concentrando toda su fuerza en los brazos, apóyese sobre dicha mesa como si quisiera hundirla.

B – A continuación se hace el mismo ejercicio con las palmas planas debajo de la mesa como si la fuera a levantar.

En los dos casos, se mantiene esta postura 15 a 20 segundos y se relaja, muy suavemente.

5 .

Sentada, bien colocada al fondo del asiento, sin arquear los riñones, con la espalda bien derecha, cruzar las manos en la nuca cuidando de no ahuecar ésta última.

Hacer a continuación pequeños movimientos con los codos respirando al mismo tiempo.

Relajarse expirando. Vuelva a comenzar.

1 a 4 veces.

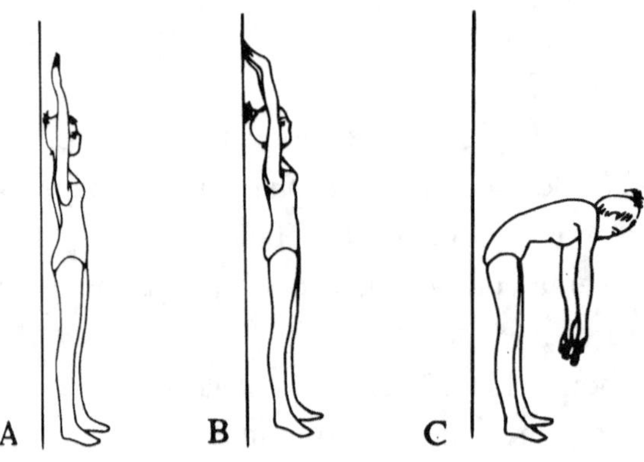

6 .

A – De pie, con la espalda contra la pared sin apoyarse en ella, los pies bien juntos, levantar los brazos verticalmente, con las palmas delante.

B – Al tiempo que se toma aire, poco a poco, sin arquear demasiado los riñones, se trata de tocar la pared con la punta de sus dedos.

C – Expirar al volver. Vuelva a comenzar.

2 a 3 veces.

Para el hombre

1.

De pie, con las manos planas encima de la cabeza, los codos delante del rostro, el cuerpo bien equilibrado, echar los codos hacia atrás forzando, sin ahuecar los riñones.

Forzar de 15 a 20 segundos. Relajar.

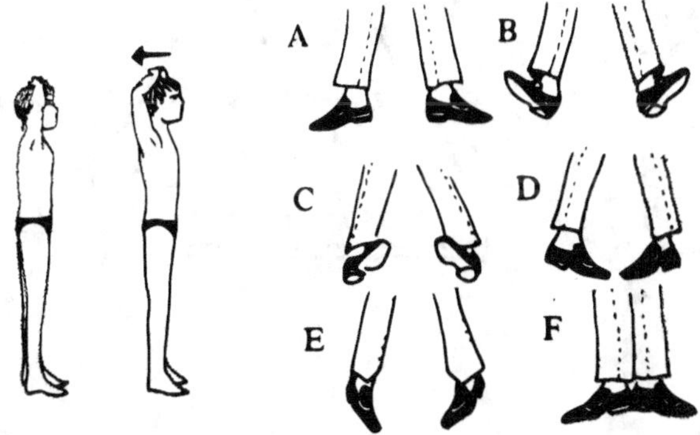

2.

A – Sentado, separar las piernas debajo de la mesa, con el resto del cuerpo bien equilibrado.

Poner los pies bien planos, en la posición más abierta posible.

B – Levantar las puntas de los pies.

C – Girar sobre el talón y descansar en la posición más cerrada posible.

D – Levantar el talón. Girar sobre la punta y

E – descansar en posición abierta, hasta que los pies se junten.

Volver a comenzar separándolos.

Este ejercicio puede hacerse también de pie.

Para la mujer

1.

Sentada delante de la máquina de escribir, agarrarla con las dos manos bien planas por ambos lados, sin apoyar los codos.

Apretar con fuerza como si quisiera aplastar la máquina entre las palmas.

Mantenerse así 20 segundos. Relajar.

2 veces.

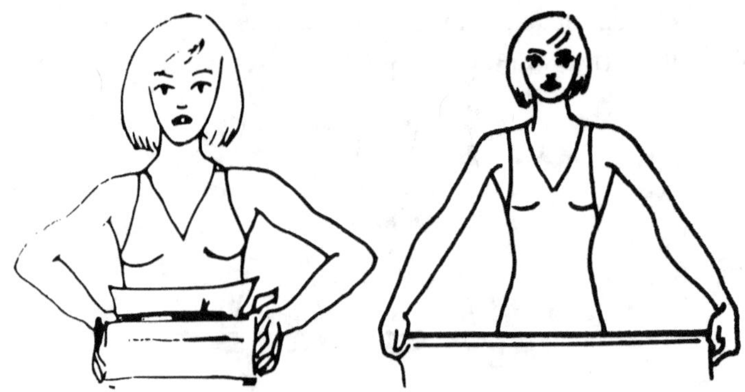

2.

Sentada frente a un escritorio, coger cada uno de sus extremos, con los dedos bien cerrados sobre los bordes.

Cuidando de que el busto esté bien derecho, hacer fuerza sobre los bordes como para doblar la mesa.

Mantener 15 a 20 segundos. Relajar.

2 veces.

3.

Sentada en una silla que no sea demasiado cómoda, sin apoyar la espalda pero poniéndola bien derecha, poner las piernas a un lado y a otro de una papelera.

Apretar y levantar todo lo posible la papelera. Volver a la posición inicial lo más lentamente posible.

3 veces.

Ejercicios especiales para las dactilógrafas

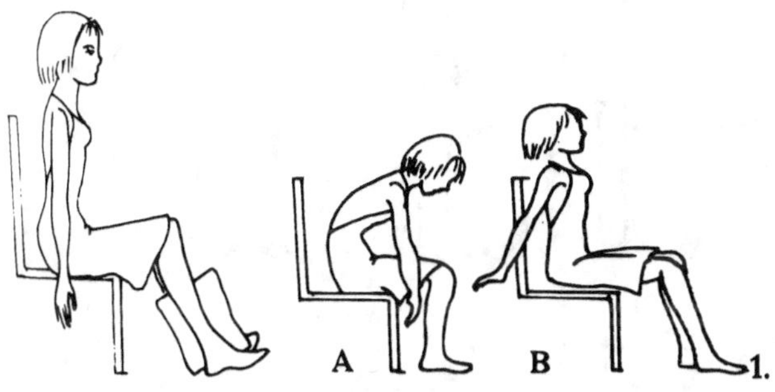

A – Completamente relajada, dejar caer suavemente hacia adelante, con la cabeza suelta, el pecho hueco, los brazos colgando a cada lado, las piernas descansando, los pies planos, juntos. Darse cuenta de que los músculos se relajan completamente. Si es necesario, cerrar los ojos unos instantes.

B – Enderezar lentamente, echar los hombros hacia atrás, haciendo pasar los brazos siempre colgando, detrás del asiento, sacando el pecho, enderezando la cabeza sin levantar el mentón. Balancear un poco los brazos que tienen que estar muy pesados.

2.

Cuando se empieza a sentir dolor en la nuca, hacer unas pequeñas rotaciones con los hombros, de adelante hacia atrás, después, de atrás adelante (tantas veces como sea necesario a lo largo del día).

3.

A – De pie. en una buena postura, hacer girar de adelante hacia atrás y después de atrás adelante el brazo derecho, después el brazo izquierdo.

B – A continuación, los dos brazos a la vez en el mismo sentido.

C – Finalmente, los brazos al mismo tiempo, pero en sentido contrario.

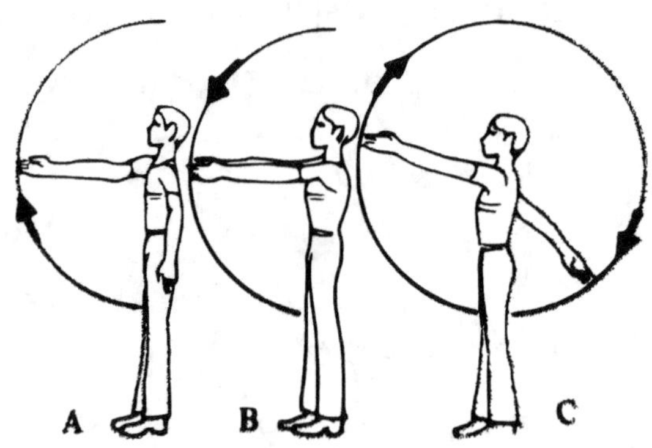

Ejercicios específicos para trabajar sentado

1.

A – Sentado bien al fondo del asiento, poner las manos sobre los hombros, con los codos bajos y laterales.

B – En un impulso, levantar los brazos en forma de V mirando al techo, estirando todo lo posible el busto como para tocar el techo.

C – Si es posible, hacer también este ejercicio elevándose ahora sobre la punta de los pies y estirando todo el cuerpo.

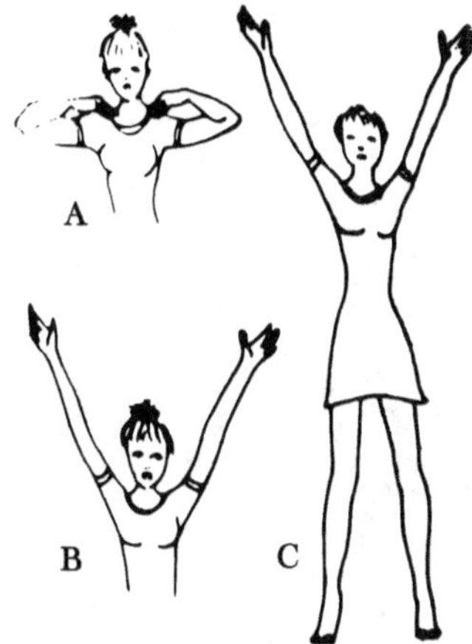

2.

Sentada, con las dos manos sobre la mesa pero sin apoyarse demasiado en ella, levantar las dos piernas dobladas y juntas hasta que las rodillas se encuentren con la mesa.
Volver lentamente a la posición inicial.
2 a 3 veces.

Para la mujer

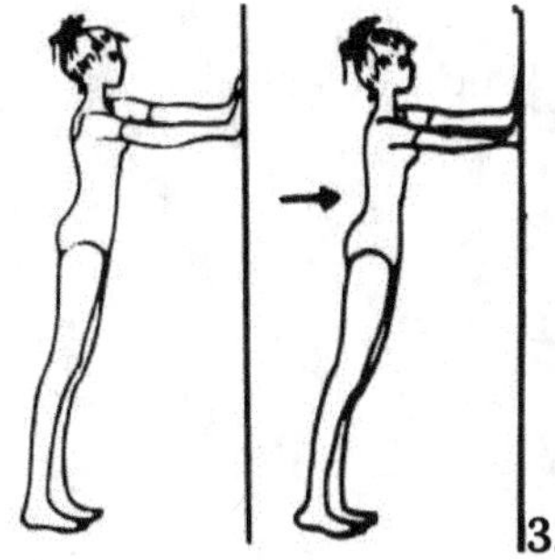

3.

De pie, a una distancia de 1 metro si es baja, y a 1.50 metros si es alta, apoyarse con las dos manos planas contra una pared, cuidando de que los pies estén bien pegados al piso, el cuerpo derecho.

Se hacen entonces pequeños esfuerzos, como si se quisiera hacer girar la pared.

Para el hombre

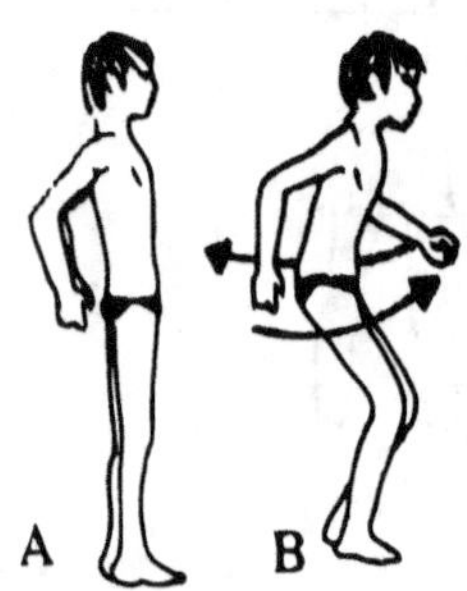

4.

A – De pie, con los pies juntos, doblar los brazos teniendo los codos hacia atrás, apretar los puños lo más posible.

B – Levantar un brazo doblado siempre, el puño bien cerrado, después el otro, alternándolos, cada vez más rápidamente, flexionando las piernas e inclinando poco a poco el busto hacia adelante.

Enderezarse progresivamente y no relajarse hasta volver a la posición A.

Trabajos de pie

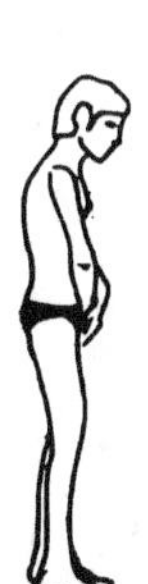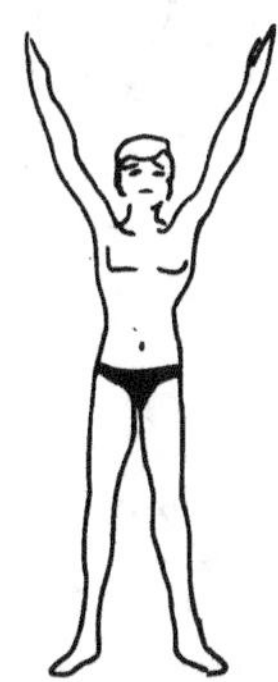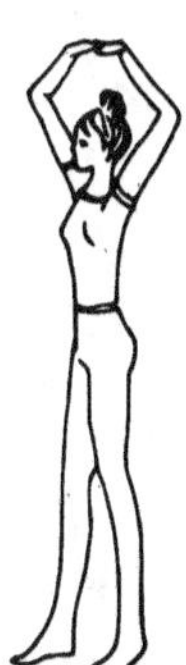

1.

De pie, conseguir la relajación de los músculos, la distensión nerviosa, dejando que la cabeza caiga hacia adelante, el pecho hueco, y cruzando las manos a la altura de la cintura, con los brazos redondeados.

En un salto hacia arriba, levante los brazos (en V para el hombre, redondos para la mujer) alzándose al máximo hacia el techo.

2 a 3 veces si se puede.

2.

A – Cuando se tenga una pausa, agacharse, con la espalda contra la pared, los brazos colgando. Meter el vientre, sin ahuecar los riñones y pegarse todo lo posible a la pared, la nuca inclusive, apretando el mentón contra el cuello.

B – Levantar lentamente los brazos extendidos hasta ponerlos verticales.

Estirar hacia arriba todo lo posible. Relajarse.

2 veces.

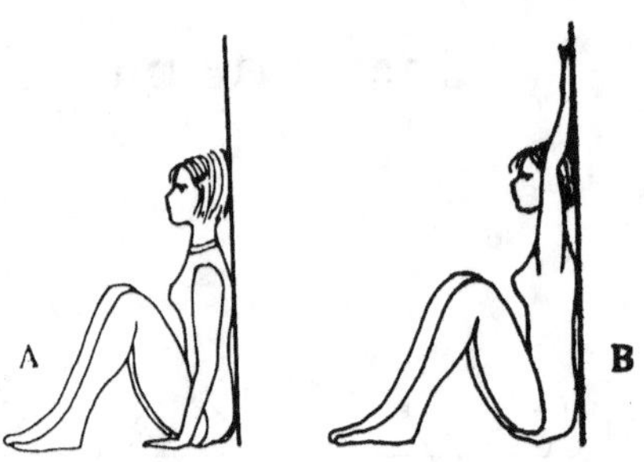

3.

Cuando tenga una pausa, descalzarse y sentarse con las piernas cruzadas, hacer movimientos de flexión y extensión del pie ayudándose con la mano.

Ejemplo – Cruzar la pierna derecha sobre la izquierda y, con la mano izquierda, coger el pie derecho para flexionarlo al máximo hacia adelante, después hacia atrás, y a continuación rotarlo con fuerza.

Volver a comenzar con el otro pie a la inversa.

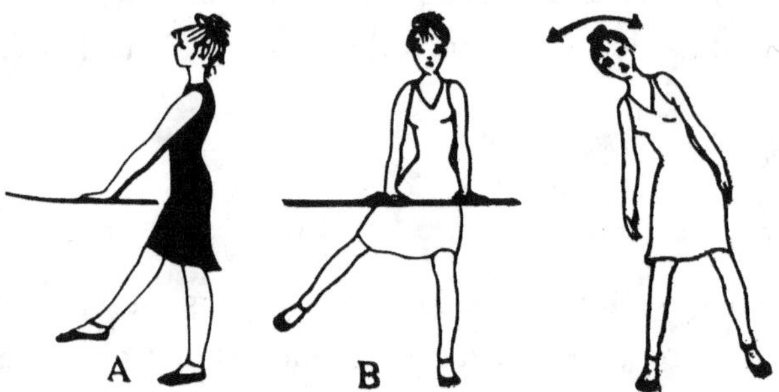

4.

Si se tiene una barra, darle la espalda y, alejándose aproximadamente 20 centímetros, poner las manos sobre la barra detrás. Ayudándose con este punto de apoyo, arquear al máximo, y meter el vientre.

4 a 5 veces.

Para la mujer

1.

Teniendo una buena posición, dejar caer el busto sobre el costado derecho, con el brazo derecho extendido hacia el suelo, como si fuera a recoger algo, sin doblar las rodillas.
Volver a levantarse y recomenzara sobre el lado izquierdo.

2.

A – Si se tiene una barra, agarrarse a ella y con las dos manos.
Las piernas van a trabajar sobre la barra: extender la pierna derecha delante, con la punta bien tensa.
5 veces.
A continuación, la pierna izquierda.
B – Realizar a continuación el mismo movimiento sobre el lado.
5 veces con cada pierna.

Para el hombre

1.

Si se tiene una barra, agarrarse a ella con las dos manos sin hacer fuerza, simplemente para conservar el equilibrio.
Levantar alternativamente la pierna derecha, con la rodilla doblada, el pie pesado, a continuación, la izquierda, esto unas 50 veces con un ritmo cada vez más rápido.

En el estudio o en el taller

Los ejercicios citados anteriormente que se realizan de pie sirven especialmente, para hacerlos durante una pausa. Igualmente, hay que remitirse al párrafo equivalente si tenemos:

- una posición permanentemente sentada,
- un trabajo que fomente los dolores de nuca o de espalda (ejercicios para dactilógrafas).

Para todos

1.

A – De pie, realizar muchas subidas y bajadas durante el día sobre las puntas del pie, o
B – movimientos alternativos de punta-talón.

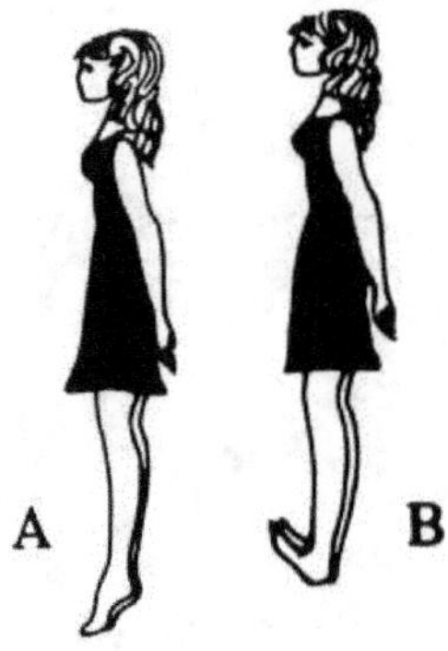

2.

Mientras trabaja, sentado o de pie, hacer contracciones abdominales a menudo: expirar el aire metiendo el vientre al máximo. Contar 1-2. Sacar el vientre tomando aire.
Quedarse inmóvil contando 1-2.
Volver a empezar muy a menudo.
5 *veces.*

3.

Cuando se tiene un momento de descanso, sentado o de pie, estirar los brazos detrás de la espalda, juntar las manos y levantar a poco, con los brazos bien extendidos.

Para la mujer

Todos los ejercicios de estiramiento, como los aconsejados más arriba para las profesiones que exigen permanecer de pie, se aplican igualmente en este apartado.

1.

A – De pie, relajada, las manos una dentro de otra.

B – inclinarse hacia adelante tirando con ayuda de las manos.

C -A continuación volver a levantarse con los brazos en arco, verticalmente, tirando siempre hacia atrás ayudándose con las manos.

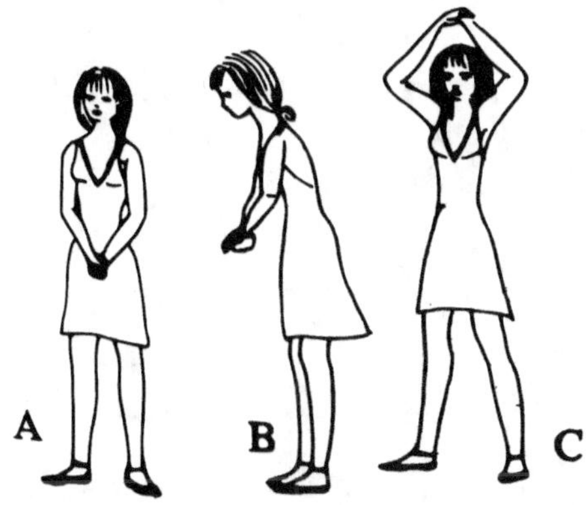

Para el hombre

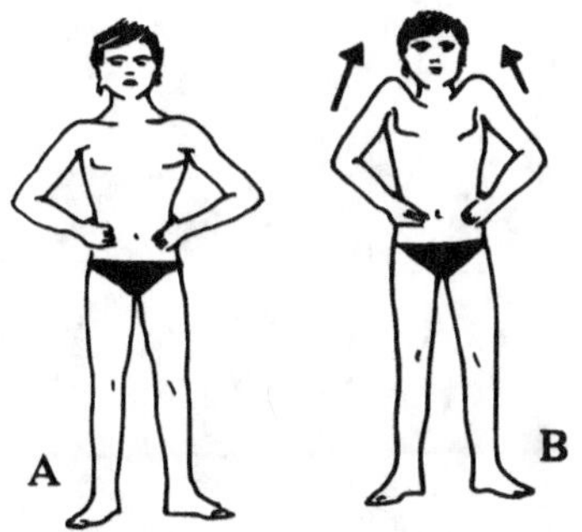

1.

A – De pie, con las manos en las caderas, los pies ligeramente separados,

B – levantar los hombros al máximo, a continuación, bajarlos así haciendo fuerza.

5 veces con movimiento combinado.

ii. Ejercicios en la casa

Aquí se pueden hacer todos los ejercicios; porque ya no es necesario ser discreto. Sin embargo, para no traicionar nuestros fines, siempre serán ejercicios de relajación y sin perder tiempo. Para la mujer, la gimnasia de relajación será el modo de transformar una tarea hogareña en un ejercicio útil, para evitar así las fatigas y los inconvenientes propios de ciertos trabajos que se hacen más penosos, porque son cotidianos.

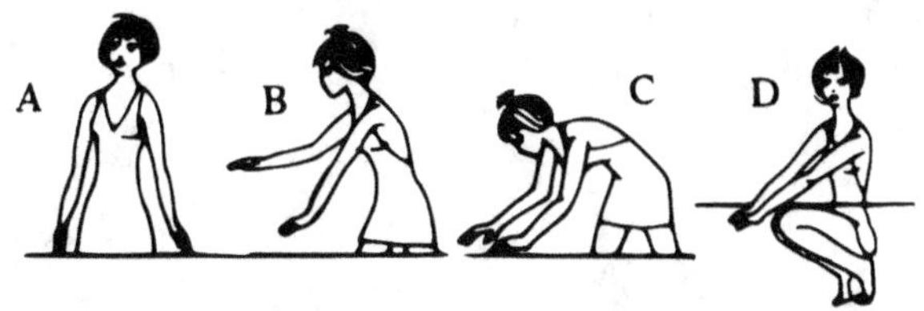

Al hacer la cama

1.

A – Estirar las sábanas y las mantas requieren una buena posición: con las piernas separadas, los pies calzados, planos, bien firmes, ponerse delante de la cama.

B – Los movimientos para estirar las sábanas y las mantas en una torsión que hacen trabajar la cintura.

C – Para meter dentro sábanas y mantas, no hay que inclinarse sobre la cama.

D – sino agacharse, con las piernas ligeramente de lado y el pecho derecho.

Cambiando de lado, se ponen las piernas de otra manera.

Al lavar la vajilla

Hay que evitar encorvarse sobre la pila. Por el contrario, es necesario cuidar la postura y hacer así algunos ejercicios:

- Elevarse sobre las puntas de los pies o alternativamente sobre la punta y después sobre el talón.
- Hacer algunas rotaciones de hombros.
- Relajar la nuca mediante una serie de movimientos alternados del cuello: la cabeza cuelga hacia adelante después hacia la izquierda, hacia atrás, hacia la derecha, y vuelve hacia adelante con un movimiento suave y medido. Se vuelve a comenzar ahora del otro lado.

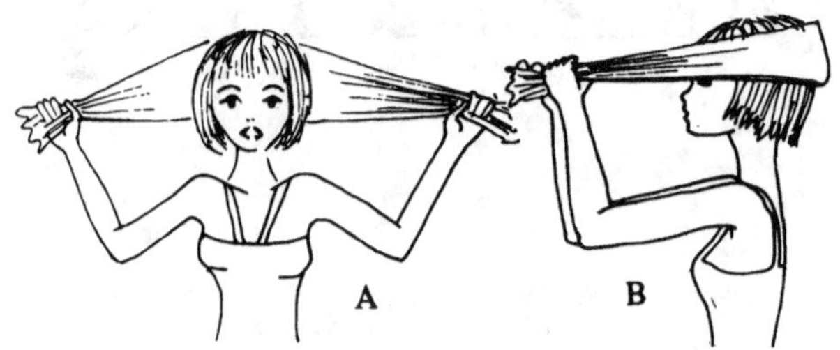

4.

A – Una vez que hayamos terminado la vajilla conservamos el trapo de cocina en la mano: tenerlo con las dos manos y hacerlo pasar por detrás de la cabeza.

B – Apoyar el trapo sobre la cabeza y tratar de echar la cabeza hacia adelante haciendo fuerza con las manos. Al mismo tiempo, la cabeza resiste.

Hacer fuerza de esta manera de 15 a 20 segundos.

Relajarse.

Al lavar la ropa

Se adopta la misma postura que para lavar la vajilla, pero la ropa que hay que lavar puede servirnos para hacer algunos ejercicios:

1.

Frotando un lugar especialmente sucio, sostener la tela con las dos manos y frotar apretando las manos una contra otra. Quedarse inmóvil 15 segundos con las manos haciendo una presión consciente proveniente de los brazos, de los hombros, de la espalda.
Relajar.

2.

Retorciendo la ropa, mantenerse derecha (sin doblar los riñones).
Retorcerla con un esfuerzo consciente: manos, brazos, hombros, espalda, mientras que las manos hacen un movimiento en un sentido y después en otro.

Al arreglar la casa

No hay que inclinarse doblándose en dos, sino agacharse levemente de lado (como para hacer la cama) cuidando de que la espalda esté bien derecha. Lo ideal es conseguir agacharse sin sostenerse y levantarse de la misma manera.

Hay que aprovechar la posición en cuclillas para realizar cuatro o cinco movimientos del siguiente ejercicio:

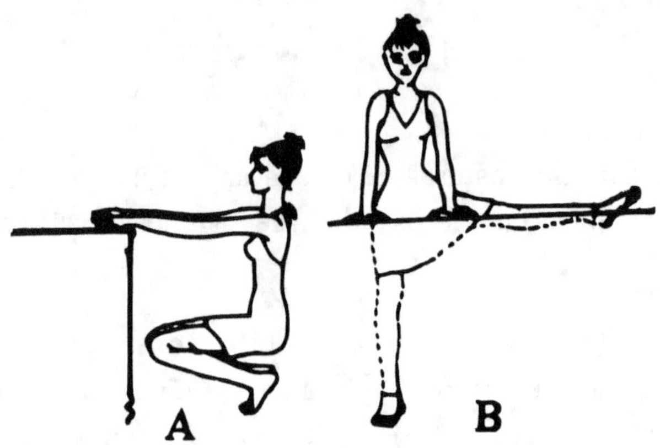

1.

A – En cuclillas, separar las rodillas y coger con las dos manos el borde de un mueble estable. Sentarse completamente sobre los talones.

B – Levantarse alzando la pierna izquierda de lado.

Ponerse nuevamente en cuclillas.

Levantarse alzando la pierna derecha.

Para subirte a una silla o a un taburete

Apoyarse con una pierna en el suelo.

Apoyar el pie de la otra pierna sobre una silla.

Dar una ligera patada con la pierna que está en el piso y ponga el esfuerzo de subir en la pierna que está doblada.

Ayudarse con las manos muy poco y conservar el cuerpo derecho.

Para llevar un objeto pesado

Se preferirá siempre hacerlo con las dos manos, lo que evita las dolorosas torsiones de la columna vertebral.
Si es posible, trate de mantener el cuerpo en una buena postura sin encorvarlo.

Para limpiar

Es una mala costumbre crisparse sobre la cintura, con los riñones perjudicados por la postura ahuecada del pecho cuando se pasa la aspiradora, o la fregona. Se puede sostener estos implementos conservando una postura aceptable y confortable.

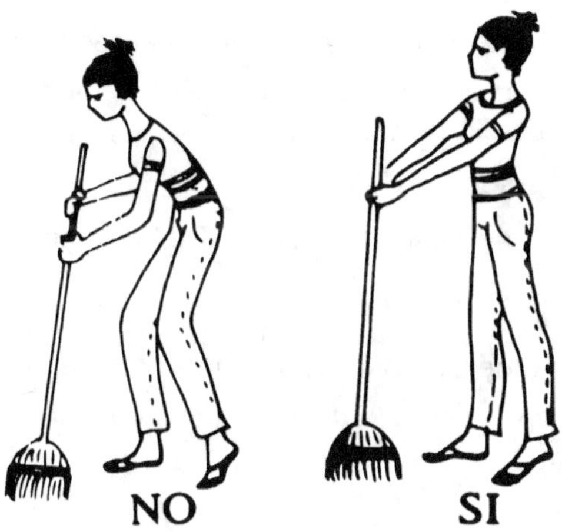

El movimiento necesario de ir y venir puede convertirse en un ejercicio útil si se procura cambiar el lugar de las manos: primero la mano izquierda en la parte alta, y la derecha en la parte baja, a continuación, la mano derecha en la parte alta y la izquierda abajo.

Al principio, esta segunda forma molesta un poco a los diestros, pero, tranquilícese, rápidamente nos volvemos (casi) y esto equilibra perfectamente los esfuerzos musculares.

Se aprovechará el cepillo para hacer los siguientes ejercicios:

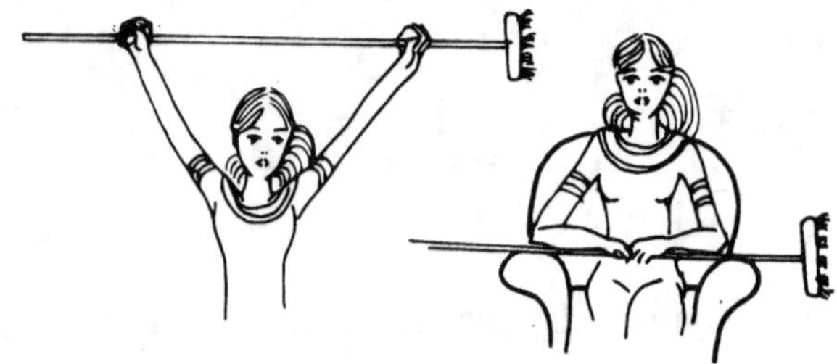

1. Con los brazos en el aire, ligeramente separados, sostener el cepillo apretando con fuerza las manos para que no se deslicen. Hacer entonces un esfuerzo hacia el exterior como si quisiera estirar el cepillo.
Hacer fuerza de esta manera de 15 a 20 segundos.
Relajarse.

2. Siempre de pie, practicar el mismo tipo de ejercicio, pero esta vez con el cepillo delante de usted y con los brazos bien separados.

3. Lo mismo, pero con las manos próximas una de otra, los codos más doblados y en una posición horizontal.

4. Sentada: instalarse en un sillón que tenga brazos sólidos. Se pone el cepillo sobre los brazos de través y apoyamos sobre el cepillo los brazos. Las manos aprietan con fuerza el cepillo y nos apoyamos sobre éste como si quisiéramos hundir los

brazos del sillón. Hacer fuerza de esta manera de 15 a 20 segundos.

5. Siempre sentada, ponerse delante del sillón, el cepillo contra el respaldo. Con los brazos hacia atrás, poner el cepillo lejos de los brazos del sillón, las palmas en el aire, sin mover el cuerpo. Empujar el cepillo de 15 a 20 segundos. Relajarse.

6. Acostada en el suelo: de espaldas, con una pierna extendida, la otra doblada. Levantando ligeramente la parte superior del cuerpo, y sosteniendo el cepillo con las dos manos, apoyar el mango en la planta del pie doblado. Hacer fuerza de esta manera manteniendo el cepillo de un lado mientras que el pie trata de quitárselo a las manos.

7. Sentada en el piso: con el vientre plano, los brazos hacia atrás, se sostiene el cepillo con los brazos extendidos, las palmas hacia el piso. Doblar las piernas de tal manera que cada empeine se apoye en el mango, entre las manos. Los pies hacen fuerza hacia el exterior mientras que los brazos resisten.

8. Sentada en el piso, sostener el cepillo en el extremo de los dos brazos extendidos, con las palmas hacia el suelo. Doblar las piernas de manera de apoyar las plantas de los pies sobre el mango. Con un esfuerzo de las piernas y los muslos, los pies empujan hacia el exterior mientras que los brazos ayudan a resistir. Como siempre, hacer fuerza de esta manera de 15 a 20 segundos como máximo antes de relajarse.

Para quitar el polvo a los objetos ubicados en lugares altos

Si es posible, prescindir de silla o de taburete para quitar el polvo:

- estirarse sobre la punta de los pies,
- estirando un brazo u otro, alternándolos.

Practicar ejercicios a voluntad a lo largo del día

Estar en casa ofrece grandes ventajas: poder, de acuerdo con las necesidades, practicar un ejercicio de relajación, adoptar una actitud, una postura cómoda para leer, coser o jugar con los niños.

Aquí hay algunos **ejercicios de relajación** y de **trabajo muscular** que se pueden hacer entre dos ocupaciones domésticas, o como una manera de volver a ponerse en forma en cualquier momento del día.

1.
Sentarse en el suelo frente a una silla o un taburete.
Con los pies desnudos, poner los pies de manera que cada uno de ellos se apoye en el interior de los pies de delante de la silla.
Poner las palmas de las manos bien planas a cada lado del cuerpo para mantener bien el equilibrio y concentrar la fuerza en las nalgas, las piernas, los pies y apoyarse como para separar los pies de la silla.
Hacer fuerza de esta manera unos 20 segundos. Relajarse
Distenderse. Recomenzar
3 *veces.*

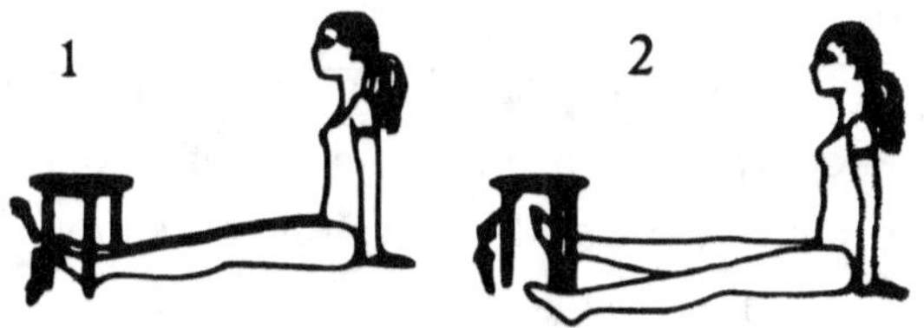

2. Realizar el mismo ejercicio, pero esta vez poniendo los pies fuera de la silla, y forzando como acercar los pies.

3.

Siempre sentada en el suelo, pero, esta vez, frente a una pared. El apoyo de los brazos se consigue poniendo éstos detrás del cuerpo.

Levantar las pantorrillas alrededor de 20 centímetros del suelo y apoyar la punta de los pies contra la pared.

Concentrar entonces la fuerza con ayuda de todo el cuerpo, las nalgas, las piernas como si se fuera a rechazar la pared.

Después de un esfuerzo que dure de 15 a 20 segundos, se relaja.

2 veces.

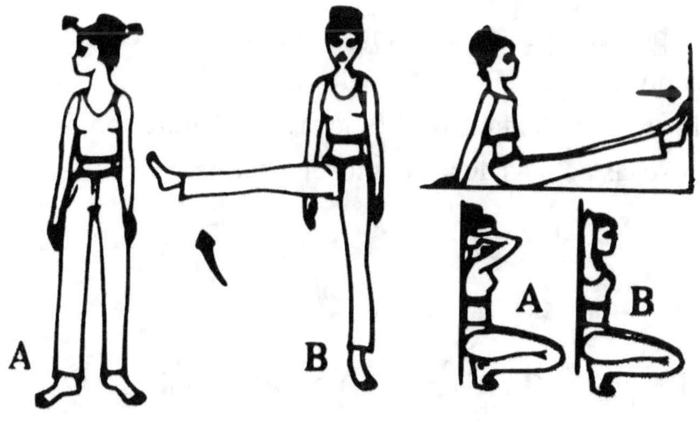

4.

A – De pie, ponerse de espaldas a una pared, tratando de que todo el cuerpo esté asentado al máximo contra la pared para evitar curvar demasiado los riñones, los brazos un poco separados, las palmas planas.

Dar vuelta la cabeza hacia la derecha hasta que la mejilla toque la pared. Volver. Lo mismo hacia la izquierda.

10 *veces.*

B – En la misma posición, lanzar una pierna hacia adelante lo más alto posible, bien tensa. Alternar con una pierna sobre la otra.

5.

A – Ponerse en cuclillas con la espalda contra la pared. La espalda siempre bien pegada a la pared. Poner las manos en la nuca, los codos hacia adelante, soplando el aire.

B – Echar los codos hacia atrás tomando aire. Volver expirando.

3 *veces.*

6.

De pie, ponerse de costado a una puerta. Cogerla con las dos manos planas y a la misma altura.

Hacer fuerza al máximo como si se intentara romper la madera entre las palmas de las manos. Relajarse.

2 *a 3 veces.*

Hablando por teléfono

Los ejercicios para hacer sentado en el escritorio pueden practicarse perfectamente cuando se tiene una conversación telefónica, pero estos no son los únicos.

Para todos

1.

Cuando se habla por teléfono de pie, ponerse aproximadamente a 1 metro de la pared y apoyar en ella la mano libre.

Apoyar lo más fuerte posible como si se quisiera empujar la pared.

Cambiar de mano.

2.

De pie delante de la mesilla sobre la que está el teléfono, apoyar la mano libre sobre esta mesa, con los dedos bien separados.

Hacer fuerza sobre ellos de a poco manteniendo el brazo bien derecho.

Cambiar de mano.

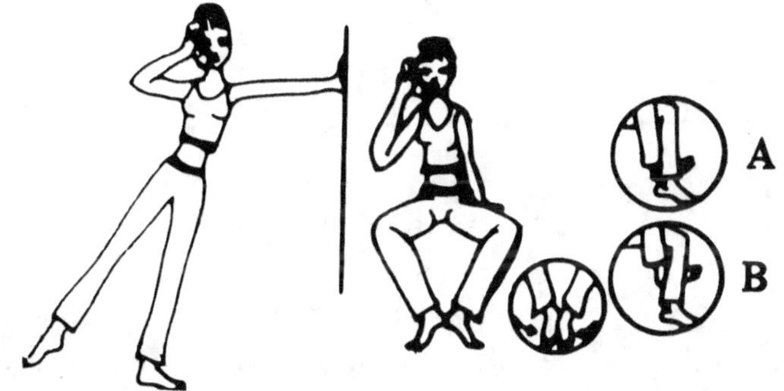

3.

Si se habla por teléfono sentado, separe ligeramente las piernas de modo de poner los pies talón contra talón.

Apoyar, los pies al mismo tiempo, uno contra otro. Hacer fuerza. Relajarse.

2 a 3 veces.

4.

Siempre mientras se habla por teléfono sentado, poner una pierna como apoyo, con el pie bien plano, y deslizar el tobillo del otro pie sobre la parte inferior de la pantorrilla de la pierna estable.

El pie fuerza contra la pantorrilla como si fuera, a desplazar la pierna que se resiste.

A continuación, cambiar de pierna.

No olvidar: Todos los ejercicios de rotación y de movimientos de ida y vuelta de los tobillos se pueden hacer mientras se habla por teléfono sentado. Lo mismo, si se habla por teléfono de pie, se pueden hacer elevaciones sobre las puntas de los pies.

No haga nunca: Sostener el auricular del teléfono con un hombro levantado, con la cabeza un poco inclinada para tener las dos manos libres: después de dos conversaciones diarias en esta mala posición, pueden temerse dolores de espalda o hasta una deformación vertebral.

Durante las comidas

Mantenerse derecho, les decimos a los niños... sin pensar que nosotros mismos somos para ellos un ejemplo deplorable. Nosotros también, cuando éramos niños, o adolescentes, nos manteníamos derechos y después... lo hemos olvidado. Nos dejamos caer sobre el asiento, comemos aplastando nuestro aparato digestivo, ahuecando el pecho y encorvando la espalda.

No hay que olvidarse del cuerpo durante las comidas; hay que adoptar una buena postura... sin pensar expresamente en esto y, así, facilitar la digestión, charlando en una postura cómoda, pero al mismo tiempo elegante y, si tenemos que levantamos para servir, podemos hacer que este esfuerzo sea beneficioso. Esto también es gimnasia de relajación.

Sentado

Antes que nada, no debe olvidarse de sentarse bien: la pelvis al fondo del asiento y éste cerca de la mesa para que el busto no tenga necesidad de inclinarse hacia adelante. Por el contrario, la espalda se apoya completamente en el respaldo, sin rigideces. Los antebrazos reposan sobre la mesa.

Debajo de la mesa, las piernas no se cruzan, sino que se ponen cuidadosamente una al lado de la otra, o, mejor aún, con los tobillos cruzados.

1.

A – Si la comida es un poco larga, se evitarán los calambres que puedan sobrevenir haciendo algunos movimientos de ida y vuelta del pie: con las piernas juntas, los pies uno al lado del otro, levantar los talones completamente.

Quedarse así 4 o 5 segundos. Relajar.

B – Tomar un momento de descanso.

Levantar las puntas.

C – Quedarse así 4 o 5 segundos. Descanse.

2.

Si el asiento lo permite, no apoyar las muñecas en el borde de la mesa.

Lentamente, echar los hombros hacia atrás, sin levantarlos.

Quedarse algunos segundos así.

Volver a la posición normal.

4 a 5 veces seguidas.

Sirviendo

Para levantarse

No correr el asiento con las manos, ni con la pelvis haciendo deslizarse la silla en el piso. Es mejor levantarse ligeramente sosteniendo el asiento con las dos manos. Contraer los abdominales, mediante un esfuerzo de los brazos, levantar el asiento, ponerlo un poco más lejos, e incorporarse.

El ejercicio ha sido descompuesto para mayor claridad; de hecho, se realiza en un solo movimiento bastante rápido. Se pondrá atención en estudiarlo y repetirlo solo.

De pie

Piense en su buena postura: se mete, el vientre hacia adentro, nos encontramos elegantes, nos estiramos hacia arriba como para parecer más altos.

Para coger un plato, una fuente, un cubierto, alargue el brazo, estírese para alcanzar algo, y si es posible, alterne un brazo y a continuación el otro. ||

Para retirar la mesa, para servir, siempre hay que pensar en mantener una buena postura, aun cuando se tenga una carga pesada o molesta. Hay un ejercicio excelente para facilitar esta tarea:

Sostenido por las asas o en plano con las manos, mantener en equilibrio una fuente o una pila de platos mediante un esfuerzo consciente, centrado en los hombros y en los brazos.

Mirando televisión

Es el momento de descanso después de la comida... pero no es una excusa para descuidarse, o para arriesgarse a pasar una mala noche por culpa de una mala digestión o de una crispación fruto de malos hábitos.

Para todos

1.

Sentado en una silla, bien apoyada con toda la espalda en el respaldo, coger con las dos manos los bordes del asiento y apretarlos como para acercarlos.

Hacer fuerza de esta manera de 15 a 20 segundos. Relajarse.

Recomenzar el ejercicio, pero esta vez como si se quisiera levantar el asiento mientras que el busto y la pelvis oponen resistencia.

2.

Sentado en el suelo, doblar las rodillas y rodearlas con sus brazos, los pies bien planos, la espalda flexible.

Hacer así algunas respiraciones lentas.

3. A continuación instalarse en una postura del yoga:

Primera etapa: el sukhasana (A). Sentarse, al principio, apoyándose en el ángulo de una pared, la espalda bien colocada de la cabeza hasta la pelvis, las piernas cruzadas de tal manera que el talón del pie izquierdo esté bajo la tibia de la pierna derecha, el pie derecho encajado en el pliegue de la pierna derecha.

Segunda etapa: el siddhasana (B). Debe ensayarse esta postura una vez que se haya obtenido una flexibilidad y una sensación de bienestar totales en la primera postura. Solamente entonces se tratará de perfeccionarla, acentuando más la posición en repliegue: el pie derecho se ubica hacia arriba sobre la pantorrilla de la pierna derecha, mientras que la pierna izquierda se queda como antes, colocada sobre la tibia de la derecha.

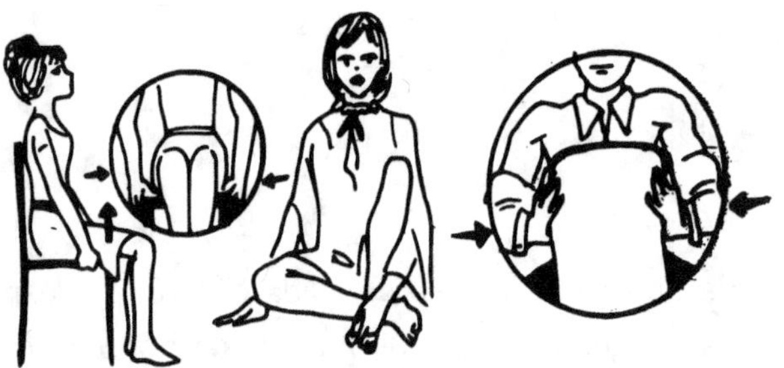

Para la mujer

Abandonar durante unos instantes la postura para relajar los dedos del pie (si se hace de noche se asegura la ausencia de calambres).

Conservar una pierna doblada y hacer pasar la otra por encima de aquella.

Tomar cada dedo del pie de la mano más próxima y se le da un buen masaje

– haciéndolo girar sobre sí mismo,

– estirándolo,

– dando masaje al conjunto de los dedos del pie.

Terminar con un masaje de la punta del pie y cambiar de pierna.

Para el hombre

Sentarse a horcajadas en una silla sólida. Poner cada mano a los costados del respaldo apretándolo, con los codos horizontales.
Apretar con fuerza como para acercar los dos extremos del respaldo. Hacer fuerza 15 a 20 segundos. Relajarse.
3 veces.

12. Ejercicios al acostarse

Para despertarse optimista y en forma es necesario haber pasado una buena noche; pero la buena noche suele ser el resultado de cómo ha transcurrido el día. Por otro lado, no somos nosotros quienes dominan los incidentes de la vida cotidiana, de las preocupaciones activas o privadas que nos asaltan y que se nos imponen a traición, aumentadas, inquietantes, desde que comienza el día.

Aún cuando, merced a una práctica consciente de la gimnasia de relajación, hayamos conseguido vencer, durante la jornada, si no del todo, al menos en parte, la contaminación, el ruido, y el nerviosismo, para ponerse en forma es necesario un verdadero descanso nocturno, un sueño realmente reparador.

Así lo lograremos gracias a una serie de ejercicios de relajación especiales para los horarios nocturnos.

Para todos

1.
Todavía de pie, comenzar con algunas respiraciones como se indica a continuación:
Vacíe completamente los pulmones soplando profundamente. Aspire colocando el aire al nivel del vientre, después del pecho, finalmente de los hombros. Retenga la respiración durante 1 o 2 segundos y expulse el aire comenzando por los hombros, después el pecho y finalmente por el vientre.
Basta con una sola vez.

A continuación es bueno respirar una o dos veces de esta forma: vacíese de todo el aire y después tome aire en tres etapas:

– vientre

– pecho

– hombros.

Retenga la respiración un segundo y expire brujamente todo el aire de una sola vez por la nariz.

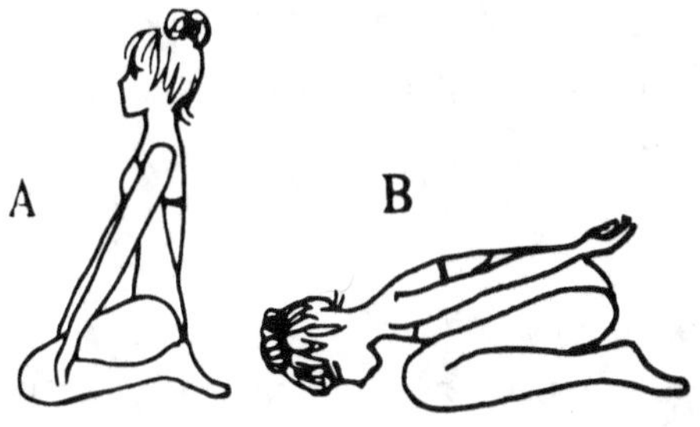

2.

A – En la cama, ponerse de rodillas y sentarse sobre los talones.

B – Inclinarse lentamente hacia adelante hasta que la frente toque la cama, con los brazos hacia atrás, paralelos al cuerpo, pero las manos con las palmas hacia el techo.

Quedarse 15 a 20 segundos en esta posición tratando de sentirse lo más relajado posible. Enderezarse lentamente.

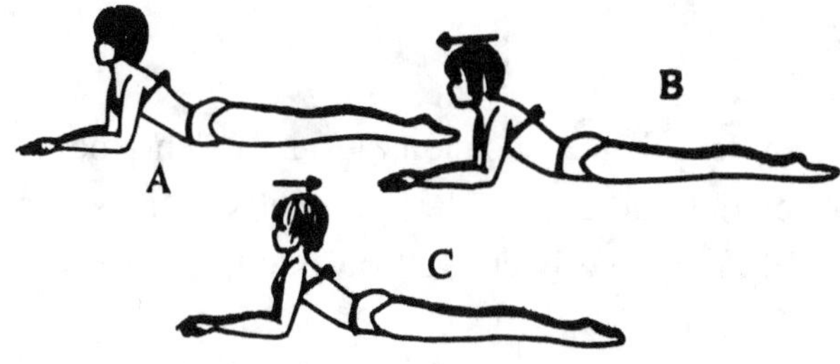

3.

A – Extenderse boca abajo sobre la cama en la posición llamada «esfinge».

B – Estirar lentamente la cabeza hacia adelante sin levantar el rostro.

C – También lentamente, echar la cabeza hacia atrás todo lo posible, sin levantar el mentón sino por el contrario, como si quisiera aplastarlo contra la garganta.

3 veces los dos movimientos.

4.

A – En la misma posición,

B – alargar los brazos levantando el busto y haciendo sobresalir la parte posterior hacia arriba. Estirar sin dejar que las manos abandonen su punto de apoyo.

Volver a bajar lentamente.

2 veces.

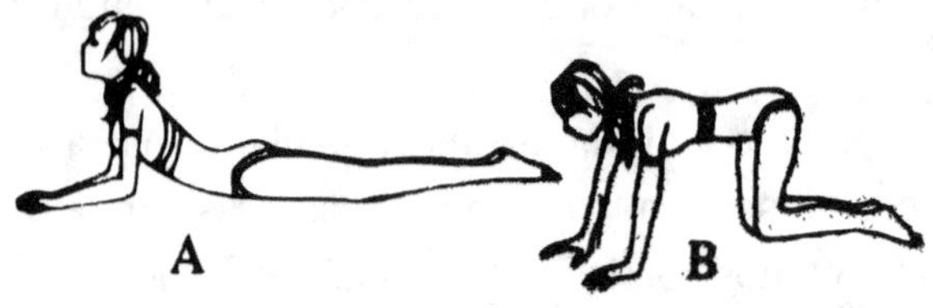

5.

A – En la misma posición, levantar lentamente la parte superior del cuerpo sin dejar que el vientre se aparte de la cama. El apoyo se hace exclusivamente con las manos bien planas.

B – Balancear la cabeza hacia atrás al máximo. Volver lentamente y por etapas: la cabeza, el busto, los brazos, a la posición inicial.

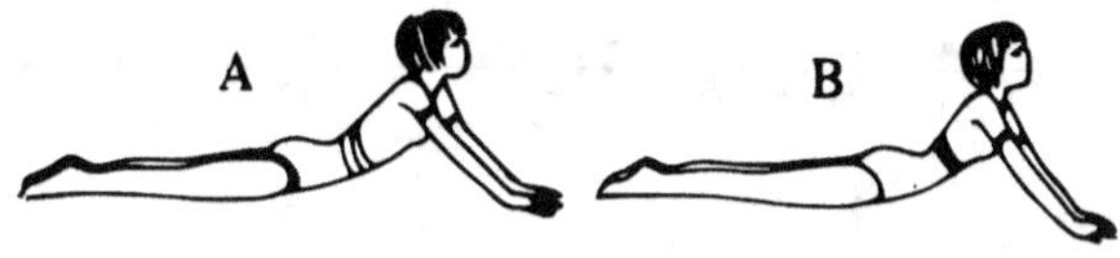

6.

A – Acostarse bien relajado con los brazos extendidos a lo largo del cuerpo.

B – Exhalar el aire acercando las rodillas hacia el pecho y los brazos sobre las rodillas.

Contar 1 – 2

Volver lentamente a la posición inicial respirando normalmente.

Ejercicio recomendado para personas que padecen de los riñones o que tienen trabajos que los obligan a permanecer de pie.

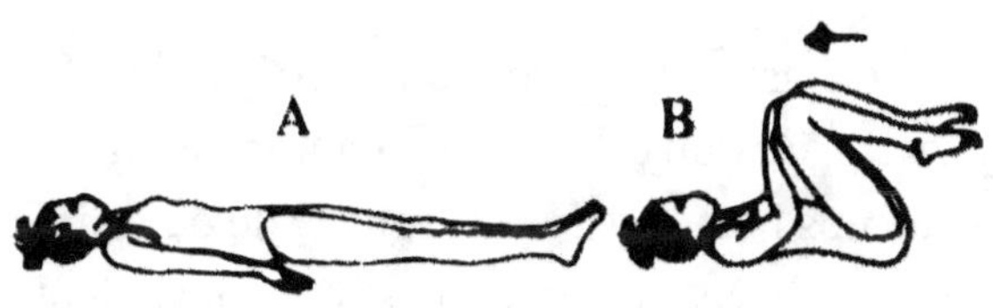

Finalmente, una vez que haya apagado la luz, una pequeña sesión de relajación permite a menudo hundirse agradablemente en un buen sueño.

Advertencia: Contra los calambres y el insomnio, ver lo que se aconseja en el capítulo titulado Relajación.

13. De vacaciones y de fin de semana

La gimnasia de relajación se convierte en un placer durante las vacaciones, o durante los fines de semana que se pasan al aire libre o en casa.

La relajación al lado del fuego, la relajación instintiva de los nervios, de los músculos: nos estiramos como gatos, con algunos movimientos simpáticos. Y esta vez los hacemos de a dos, como un juego que da ánimo, que pone en forma, que abre el apetito.

Al aire libre, se ensaya la respiración, se comprueba que la práctica de la gimnasia de relajación durante la semana nos hizo mantener el buen estado del organismo al máximo desde el fin de la semana anterior.

Junto al mar, no basta con solo ponernos morenos o con nadar. Volvemos a revivir las sanas alegrías infantiles al darnos cuenta del mucho bien que nos hace jugar en el agua, y de que para bronceamos mejor y más deprisa es mejor tomar el sol en movimiento.

AI aire libre

Las pequeñas carreras de obstáculos en la ciudad, en un parque, están muy bien, pero también lo es una verdadera carrera con una respiración ritmada en pleno campo. El secreto para correr bien es: postura como para andar, con una ligera inclinación hacia adelante, el peso del cuerpo está puesto sobre la pierna de atrás mientras se levanta el muslo contrario, y así se acentúa la inclinación. Cuando el pie que se había levantado se apoya en el piso, ponga en éste el peso del cuerpo como si hiciera un movimiento natural al andar, pero acentuándolo.

Y, además, se puede jugar:

A solas

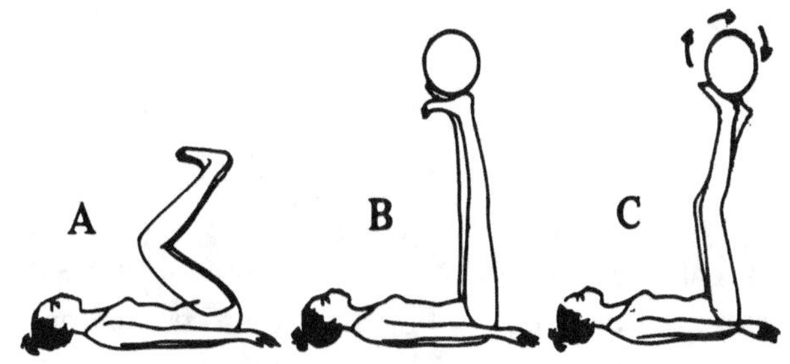

1.

A – Con una pelota bastante grande. Acostarse de espaldas, con los brazos a los costados del cuerpo, y las piernas dobladas.
B – Poner la pelota sobre la planta de los pies y subir suavemente las piernas hasta ponerlas en posición vertical.
Volver a bajarlas.
C – Como anteriormente, pero esta vez tratando de hacer girar la pelota, ayudándose únicamente con los pies.

2.

Coger una pelota dura y empujarla de adelante hacia atrás con la punta del pie exclusivamente, y la pierna bien tensa.
Cambie de piernas.

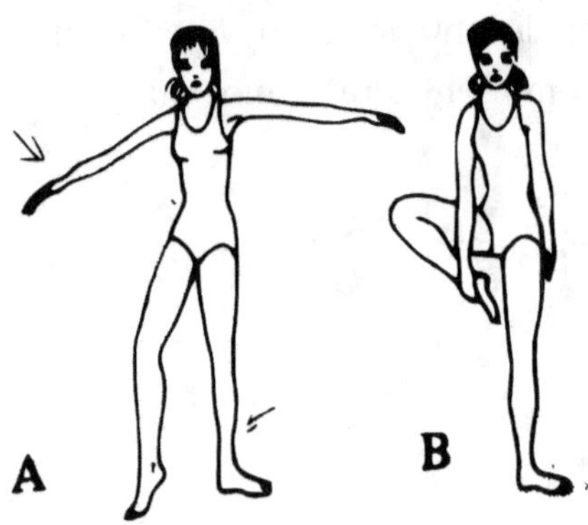

3.

A – Con un solo pie, cotí el cuerpo en equilibrio y sin inclinarse, levantar con los dedos del pie un trocito de madera.

B – Llevarlo hasta su mano doblando únicamente la pierna.

De a dos o más personas

1.

A – Coger una pelota pesada (si es necesario, la badana de un balón de fútbol) y llenarla de recortes de cuera (que le pedirá a su zapatero, por ejemplo). Lanzarla con los brazos a la altura del pecho.

B – A continuación, otra vez, con los brazos por encima de la cabeza, sin doblarse nunca y siendo consciente de que el esfuerzo se realiza a nivel de la espalda, de los hombros, y de los brazos.

2.

Dos personas de la misma fuerza se sientan frente a frente, con las piernas un poco dobladas, tocándose los dedos de los pies y apoyado el talón en el suelo.

Cada uno se apoya sobre los brazos extendidos de cada lado, con las palmas en el suelo, y se hace fuerza juntos como para rechazar al otro sólo con los pies.

Al borde del mar

Todos los ejercicios al aire libre pueden practicarse también en la playa, excepto las carreras si hace calor. Pero hay más:

Mientras se toma el sol

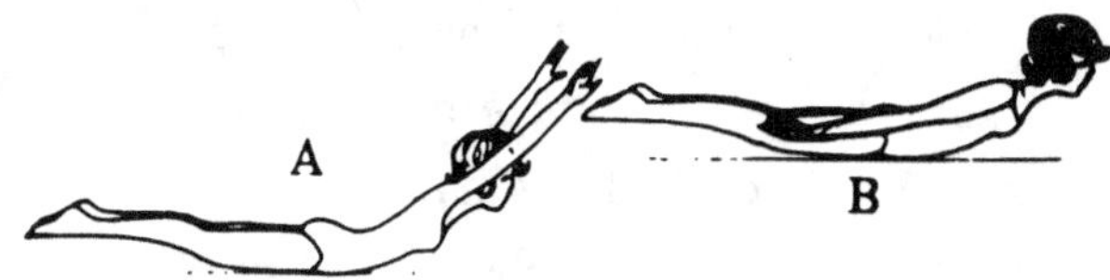

1.

A – Boca abajo, los brazos a los costados del cuerpo, levantar al mismo tiempo las piernas extendidas y el busto, mientras que los brazos se separan también del piso.

B -Volver a bajarlos lo más lentamente posible (3 veces). Se puede hacer una variante con los brazos como prolongación del cuerpo.

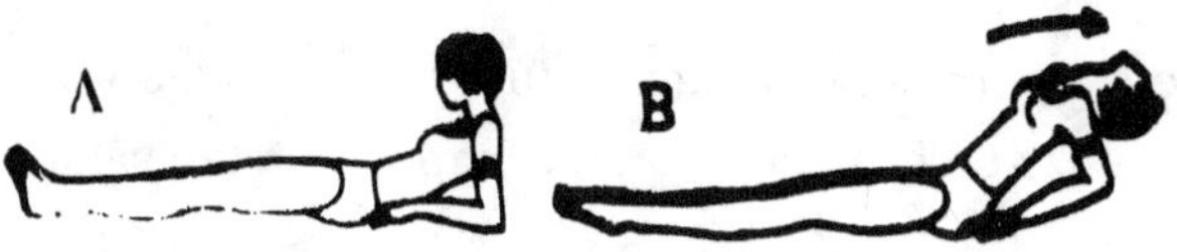

2.

A – De espaldas, pero apoyándose sobre los antebrazos, levantar el pecho mientras que la parte inferior del cuerpo se queda en el piso. Ayudarse apoyándose con las palmas de las manos.

B – La cabeza se balancea hacia atrás de un tirón.

2 a 3 veces.

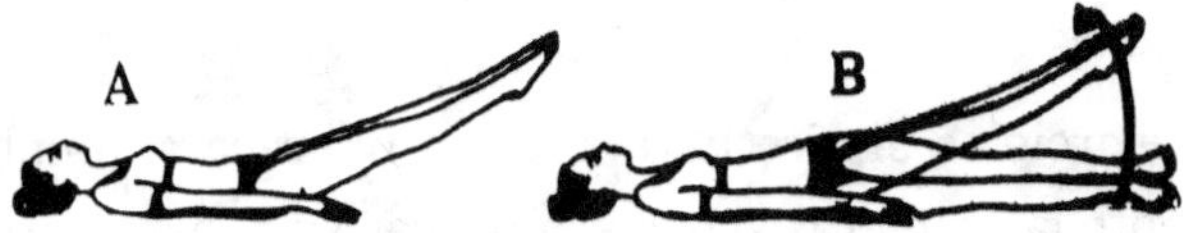

3 .

A – Acostado de espaldas, los brazos a los costados del cuerpo, levantar suavemente las dos piernas juntas.

B – Balancearlas hacia la derecha.

Volver a apoyarlas.

Volver a comenzar con el lado izquierdo.

4.

Estirar los brazos a los costados del cuerpo y estirarse al máximo de la cabeza a los pies.

Relajarse.

2 veces seguidas como máximo.

En el agua

Aunque se sea un buen nadador o una buena nadadora, no se debe tener vergüenza de esos pequeños «chapoteos» tan saludables.

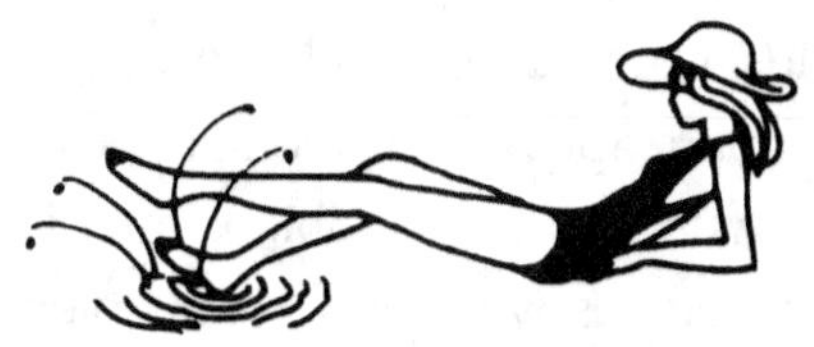

1.

Sentarse al borde del agua, frente al mar, apoyado sobre los antebrazos, con las piernas derechas y juntas. Levantarlas y hacer pequeños «chapoteos» en el agua. La resistencia del agua también le será útil.

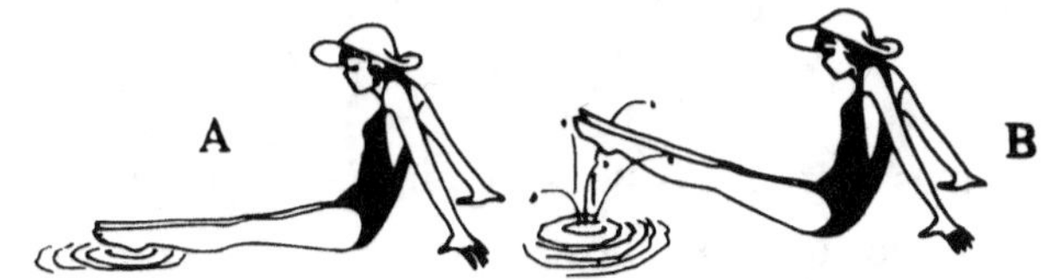

2.

A – Sentarse como antes, pero esta vez con los codos levantados con las palmas solamente como punto de apoyo.

B – Levantar en el agua las dos piernas estiradas lo más alto posible, sin que el busto pierda su equilibrio. Bajarlas lentamente.

3 veces.

Por último, caminar en la arena húmeda, con la marea baja, los pies desnudos. Jugar, correr sobre las pequeñas dunas de arena dura para fortificar la bóveda del pie de los niños y sus pies (demasiado) civilizados.

Y, además, sea quien sea y cual sea su edad, adultos y niños, caminar al borde del mar, con los pies desnudos, con el agua un poco más arriba de los tobillos. Caminar a paso lento y regular y tirar un poco el pie hacia el agua para aprovechar bien la resistencia del agua que masajea el tobillo. Así se afina el tobillo, fortifica el arco del pie, combate las deformaciones: y las varices, las piernas hinchadas, los problemas circulatorios.

Cuando son varios, sobre todo con niños, jugando, también es un placer recorrer la playa al borde del mar dando saltos leves, o caminando lentamente, pero... de puntillas.

En casa

Para dos o más personas, he aquí una serie de ejercicios para entretenerse en los días de ocio.

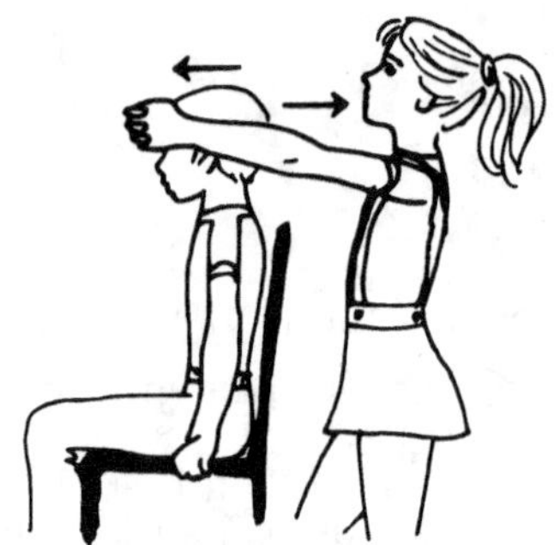

1. Para dos personas – Una persona se sienta en una silla, bien apoyada en el respaldo, con los brazos relajados, colgando, o sobre las rodillas. Su pareja se coloca detrás y pone sus dos manos en la frente de la persona que está sentada, con los dedos bien cruzados.
De común acuerdo, la persona que está de pie tira hacia ella mientras que la que está sentada resiste con la cabeza. Se hace

fuerza así de un lado y de otro unos 5 segundos, y se relaja sin brusquedad.

Una variante de este ejercicio consiste en que la persona que está de pie ponga sus dos manos, con los dedos en el aire, sobre la parte de atrás de la cabeza de la persona que está sentada. Una se apoya, la otra resiste.

2. Las dos personas están de pie, frente a frente. Una de ellas estira los dos brazos delante de él, las palmas una frente a otra. La otra lo coge de las muñecas por debajo. Al mismo tiempo, uno tira con sus manos extendidas hacia adelante, mientras que la otra trata de hacerlo retroceder.

3. Esta vez, uno pone sus manos sobre las muñecas del otro que cierra sus puños e intenta doblar los brazos mientras que su pareja opone resistencia.

4. Frente a frente, con los brazos un poco doblados, las dos personas que intervienen se tocan las palmas con las palmas. Al mismo tiempo, cada uno empuja como para hacer doblar los brazos del adversario.

5. Lo mismo, pero al revés. Se agarran por las muñecas como para hacer un número de trapecio y cada uno trata de tirar del otro más allá de una línea que se habrá trazado anteriormente en el suelo.

6. El que «trabaja» se pone boca abajo, los brazos como prolongación del cuerpo. Su pareja será su «resistencia». La pareja pone una mano sobre la nalga, otra sobre los omoplatos, y se debe tratar de vencer la mano levantando el busto.

7. Él que ayuda bloquea las piernas con las dos manos.
Se trata de levantarlas, en posición boca abajo primero, y de espaldas, después.

14. Ejercicios para niños

¿Relajación? ¿Por qué no? Pero, sobre todo, un momento más que se comparte con la mamá. Es el descubrimiento divertido del universo infantil y, poco a poco, de sus facultades motrices. Para el niño mayor, se convierte en juego, en la imitación de los padres, pero también es el placer de moverse, de descubrir otros juegos de a dos, de divertirse tanto en casa como en la playa o en el jardín.

Desde sus primeros meses de vida y hasta la adolescencia, el niño tiene necesidad de moverse, de respirar, casi de cansarse. Los ejercicios que siguen son beneficiosos para su organismo y para su crecimiento, j aunque practique deportes. Los ejercicios clásicos aburren... La gimnasia de relajación divierte...

Para el bebé

Se puede comenzar con algunos ejercicios desde los cuatro meses y continuar hasta los dos años. Por supuesto, como vimos en otros capítulos para los adultos, no es cuestión de hacerle hacer todo el programa cada día sino de escoger uno o dos ejercicios para divertirse con él de un modo útil, y variarlos de un día para otro.

1. Con el bebé acostado boca abajo, hacerle cosquillas en la espalda entre los omóplatos. Se reirá y tratará de levantarse.

2. Con el bebé boca abajo, se le muestra, un poco por encima de su vista, un juguete que se mueve. Se ríe y levanta la cabeza para verlo.

3. Con el bebé acostado de espaldas, se le hace apretar con

sus puños los pulgares de la mamá que levanta suavemente sus pequeños brazos verticalmente a la altura de los hombros después los separa con suavidad horizontalmente (aumenta la capacidad torácica).

4. Con el bebé de espaldas» con una mano» la mamá lo sostiene por la parte superior de su nalga con la otra la pantorrilla y sin tirar ni forzar, levantar dulcemente hasta poner vertical su pierna (fortifica las piernas).

5. Con el bebé de espaldas, la mamá hace cosquillas en el hueco del pie. Se le deja expresar su alegría y se vuelve a empezar con el otro pie (tonifica la bóveda del pie).

A tener en cuenta

- Estos pequeños ejercicios son útiles cuando se hacen regularmente, después del baño, por ejemplo, para incluirlos en el ritmo cotidiano del bebé.
- Es suficiente hacer una o dos veces cada ejercicio.
- Es muy bueno poner ritmo a estos ejercicios con un sonajero.
- Nunca se someterá a esta gimnasia a un niño prematuro, deficiente, o con ciertas dificultades motrices o de desarrollo, sin haber consultado previamente con el médico.
- No se debe nunca forzar un movimiento o tirar mucho de un miembro. No se trata de hacer esfuerzos musculares, ni de fortalecer los músculos a marchas forzadas, sino de moverse un poco... jugando.
- Se abrigará al bebé si hace fresco, y se lo instalará en su cama o en el piso sobre una manta, pero se evitará siempre la mesa o la mesa para cambiarlo porque son muy altas y peligrosas para moverse.

Para el niño

Solo

He aquí una serie de ejercicios que un niño (o niña) puede hacer solo. Sin embargo, durante los primeros tiempos, sobre todo, conviene vigilarlos, para indicarle, por lo menos, cómo se hacen los ejercicios, y el momento y el número apropiado para realizar cada uno.

A tener en cuenta

Para estos ejercicios-, no basta con que los niños gocen de buena salud; han de estar libres de toda deformación de la columna vertebral (escoliosis entre ellas). El niño que padece escoliosis o está descalcificado, no hará ninguno de estos ejercicios sin haber consultado previamente al médico.

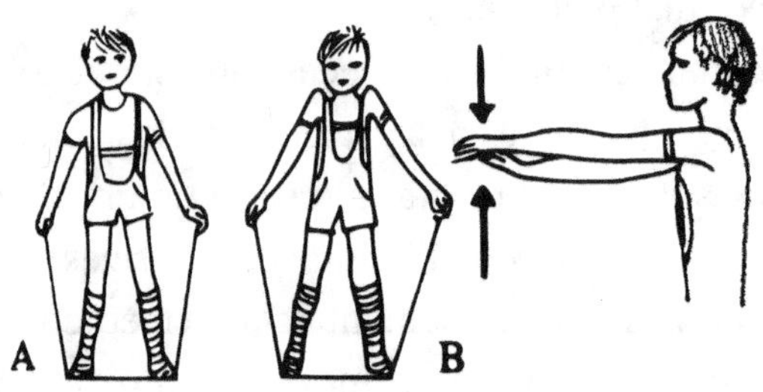

1.

A – Tomar una cuerda para saltar y, de pie, con las piernas ligeramente separadas, andar sobre la cuerda estirada que se sostendrá con las dos manos, los brazos colgando. La cuerda debe estar bien tensa.

B – Tirar entonces de la cuerda, sin doblar los brazos hacia arriba, tratando de levantar los hombros.

Hacer fuerza de esta manera de 5 a 10 segundos.

Relajarse. Respirar. Repetir.

2 a 3 veces.

2.

De pie, poner los brazos extendidos horizontalmente y las manos juntas, palma contra palma. Los brazos bien estirados sin que se muevan, apoyar las dos manos una contra otra lo más fuerte posible.

Mantenerse así unos 10 segundos.

Relajarse.

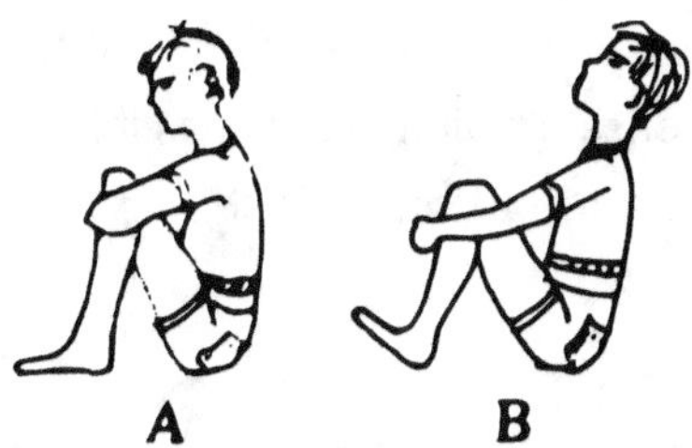

3.

A – Sentado en el suelo, con las piernas dobladas, rodear éstas con ambas manos cogidas con fuerza, los dedos se entrecruzan para tener más fuerza.

B – En un mismo impulso, hacer fuerza sobre las piernas como si quisieran escaparse del abrazo, y tratar de echar los hombros hacia atrás.

Hacer fuerza de 5 a 10 segundos. Relajarse.

2 veces.

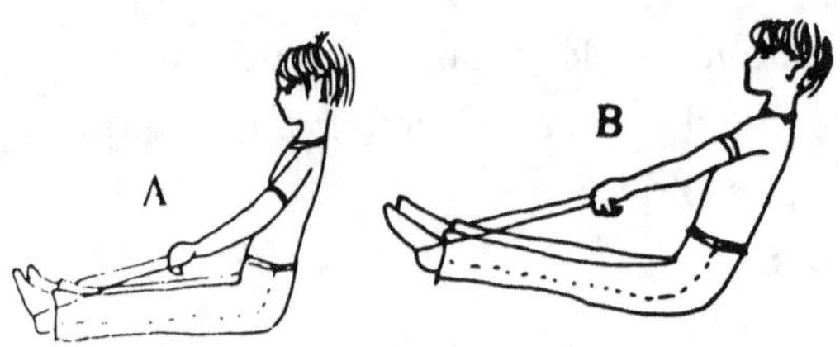

4.

A – Sentado en el suelo pero con las piernas extendidas y juntas, hacer pasar la cuerda debajo de los pies y sostenerla con las dos manos, un poco floja.

B – Balancearse lentamente hacia atrás tirando cuando la cuerda bien tensa, impida llegar más lejos.

Mantenerse tirando 10 segundos.

Relajarse.

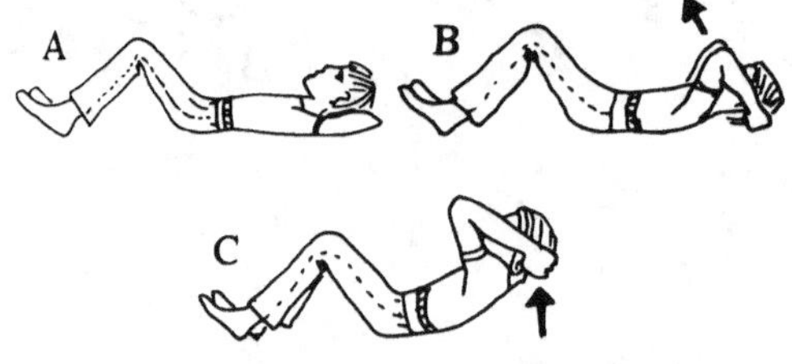

5.

A – Acostarse de espaldas, con las piernas dobladas, los brazos también doblados para que los dedos se crucen en la nuca.

B – Ayudándose con un impulso mediante los codos, ir hacia adelante, y

C – volver a la posición inicial sin dejar que la espalda se separe del piso.

Hacer fuerza 5 segundos. Descansar. Respirar.

2 veces.

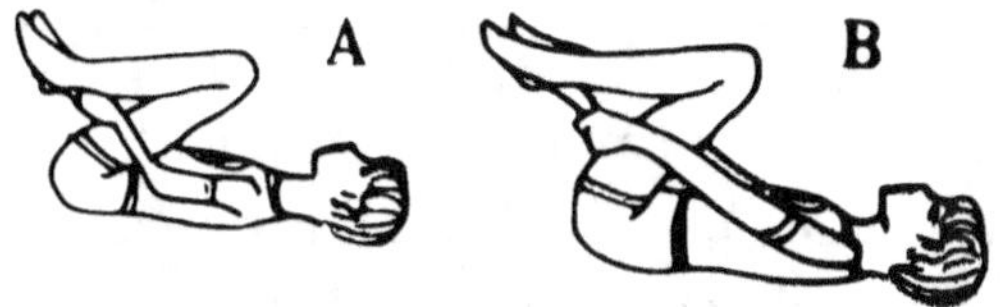

6.

A – Acostado de espaldas. Se doblan las piernas sobre el pecho y se pasa la comba debajo de los pies, bien tensa. Tratar de estirar las piernas.

B – Sólo se consigue estirar los brazos y se mantienen las rodillas dobladas.

Hacer fuerza como si se quisiera, a pesar de todo, estirar las piernas dejando que los brazos se estiren al máximo desde los hombros.

Mantener 10 segundos. Relajarse.

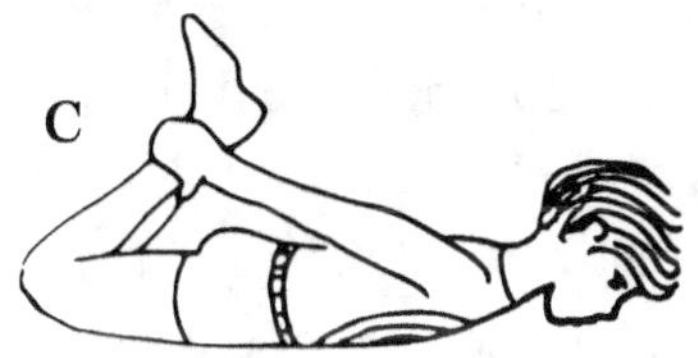

7.

Acostarse boca abajo.

Echar los brazos hacia atrás.

Doblar las piernas y atrapar los tobillos con las manos.

Estirarse así de 10 a 15 segundos. Relajarse.

2 veces.

Para dos

Se trata de dos niños. Harán los ejercicios 1 y 2 por turno. Los ejercicios 3 y 4 exigen participantes de la misma talla y peso. Si la pareja es un adulto, se contentará con el papel que define la palabra «pareja» en los ejercicios 1 y 2.

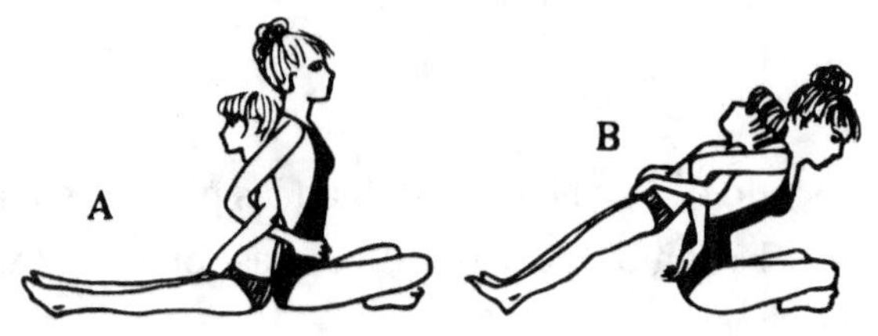

1.

A – La pareja se sienta con las piernas cruzadas, con las manos en la cintura, los codos despegados. El niño se sienta espalda contra espalda, pero con las piernas extendidas, y pasa cada uno de sus brazos por cada uno de los de su pareja.

B – La pareja se inclina entonces lentamente hacia adelante, al máximo, arrastrando al niño que permanece con el cuerpo bien tenso, con las piernas en el vacío, los pies apoyados en el piso, la espalda y la cabeza contra la espalda y la nuca de la pareja.

2.

La pareja se pone de rodillas, bien derecha. Pone las manos detrás de él y el niño se pone ahí, con los pies cerca de los de su pareja, la mano derecha en la mano derecha de su pareja, la mano izquierda en la izquierda del otro.

Con este apoyo, el niño estira una pierna hacia atrás, con la punta extendida. El cuerpo se inclina ligeramente hacia adelante mientras que la pierna que quedó en el piso se mantiene bien tensa. Cambiar de pierna.

3 a 4 veces con cada pierna.

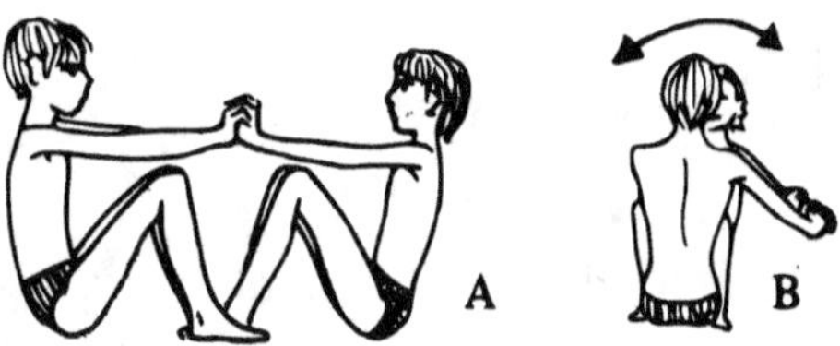

3.

A – Sentarse uno enfrente de otro, con las piernas dobladas, los pies de uno apretados entre los del otro. Se estiran los brazos y se entrecruzan los dedos.

B – En un mismo impulso, tratan de poner sus manos siempre juntas hacia la derecha.

Se vuelve a la primera posición y se hace después lo mismo con la izquierda, antes de volver a la posición inicial.

5 veces el movimiento completo.

4.

Sentados uno enfrente del otro, pero esta vez con las piernas extendidas.

Se pegan las plantas del pie a las del compañero. Después se cogen con fuerza las manos y se hace un movimiento simultáneo de adelante atrás.

Unas 10 veces.

Llegar bien al máximo, tanto cuando se va hacia adelante como cuando se va hacia atrás.

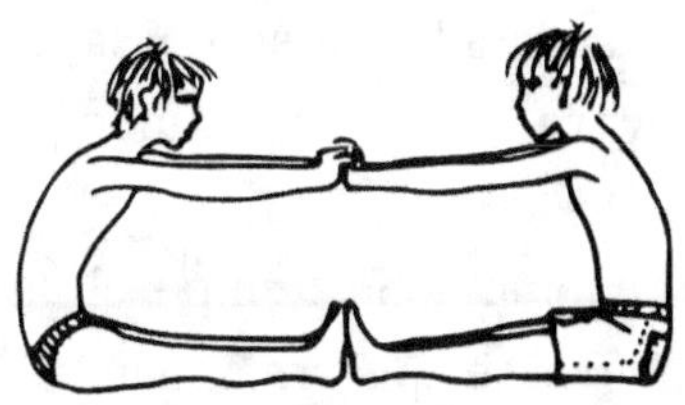

15. Ejercicios para las personas de edad

Este capítulo está pensado especialmente para las personas que están convaleciendo, o las que están ligeramente enfermas sin estar seriamente afectadas, o, por último, para las personas de edad.

Estas personas son las «olvidadas» de cualquier programa para estar en forma, a pesar de que necesitan hacer ejercicio para combatir su enfermedad, para mantener el buen funcionamiento de un organismo que ha sido abatido por la enfermedad o por los años, para volver a tonificar los músculos atrofiados por la poca, o a veces nula actividad.

Se trata, por supuesto, de ejercicios muy suaves, que se hacen muy lentamente, tomándose mucho tiempo de descanso entre ejercicio y ejercicio, o entre cada movimiento de un ejercicio dado.

Antes que nada, recordemos los beneficios de una buena respiración, ya que será una gran ayuda volver a ponerse en forma. La distensión, la relajación, son también ejercicios de relajación ideales. Parea el mantenimiento físico y psíquico del individuo.

Ejercicios para hacer en la cama

1. En posición acostada o, si no la soporta, en posición ligeramente elevada, respirar lentamente en tres fases: vientre pecho hombros.
No se debe retener mucho tiempo el aire y se debe expirar lentamente, como si se apagara una luz.

2. Sentado en la cama, subir los brazos hasta la posición vertical.

Estirarse a continuación como queriendo tocar el techo.

3. Con las piernas estiradas, realizar movimientos de rotación del tobillo y movimientos de ida y vuelta del pie, estirando al máximo la punta y haciendo fuerza hacia la pierna para hacer trabajar bien la pantorrilla.

4. Con las piernas estiradas, juntas, doblarlas al mismo tiempo. Volverlas a tensar rápidamente.

3 a 4 veces.

Hacer el mismo ejercicio con movimientos laterales.

Por supuesto, no se levantan las piernas, porque esto requeriría un esfuerzo demasiado violento.

5. Sentado, con los brazos extendidos en horizontal, se hacen rotaciones con las puntas de los dedos. A continuación, con las muñecas. Finalmente, con todo el brazo.

6. **Para la mujer** – Cruzar los dedos a la altura del pecho, después volverlas manos para que los hombros miren hacia el exterior, sin relajar los dedos.

Estirar los brazos horizontalmente y tirar hacia adelante poco a poco.

7. **Para el hombre** – Con las manos a la altura del pecho, unir los dedos juntos y doblados de una mano a los de la otra.

Mantener con firmeza los codos en posición horizontal, tirar todo lo posible hacia el exterior. Mantener de 5 a 10 segundos. Relajarse.

Ejercicios para hacer sentado

1. Sentado en un sillón, bien apoyado, con los brazos sobre los brazos del sillón, bien relajado, cruzar los tobillos, poner la pierna derecha sobre la izquierda.

Mientras que el pie izquierdo se mantiene bien asentado en el piso, plano, el tobillo derecho hace fuerza para rechazarlo.

Hacer fuerza de este modo de 5 a 10 segundos.

Cambiar de pie.

2. En la misma posición pero esta vez, el pie derecho se desliza hasta la parte interior de la pantorrilla de la pierna izquierda. El pie izquierdo, muy firme, resistirá el impulso de la pierna derecha durante 5 a 10 segundos. A continuación, se cambia de pierna.

3. En la misma posición, cruzar los brazos y hacer ligeros movimientos echando suavemente los hombros hacia atrás.

Ejercicios para hacer mientras se pasea

Pasear al aire libre o por una plaza tranquila, es un buen ejercicio en sí mismo. Se adopta un paso que no canse, pero que sea lo suficientemente firme, o regular, y alternar así los paseos con descansos sentados.

A este paso, se encuentra la respiración adecuada (Repase el capítulo titulado Respiración).

Durante los descansos, sentado al aire libre, se pueden hacer los siguientes ejercicios:

1. Si se tiene un bastón, sostenerlo con firmeza contra el piso, entre las piernas y con las dos manos. Sin mover las manos, haga fuerza con la mano que está más alta, hacia arriba, con la mano situada debajo, hacia abajo.
Mantener 10 segundos.
Relajarse.

Para todos

1. Sentado, bien apoyado en el respaldo del banco o del sillón, estirar la parte superior del cuerpo, agrandarse.

2. Hacer algunas rotaciones con los hombros, primero de adelante a atrás, después de un momento de descanso, de atrás para adelante.

3. Sentarse al fondo del asiento, relajándose. Volver a enderezarse despegando los riñones y la espalda del asiento.
Dejarse caer nuevamente (4 a 5 veces seguidas). Se puede tener un bastón (o un paraguas) como punto de apoyo.

Estimado Lector

Nos interesan mucho sus comentarios y opiniones sobre esta obra.

Por favor ayúdenos comentando sobre este libro. Puede hacerlo dejando una reseña en la tienda donde lo ha adquirido.

Puede también escribirnos por correo electrónico a la dirección: info@editorialimagen.com

Si desea más libros como éste puede visitar el sitio de **Editorialimagen.com** para ver los nuevos títulos disponibles y aprovechar los descuentos y precios especiales que publicamos cada semana.

Allí mismo puede contactarnos directamente si tiene dudas, preguntas o cualquier sugerencia.

¡Esperamos saber de usted!

Más Libros de Interés

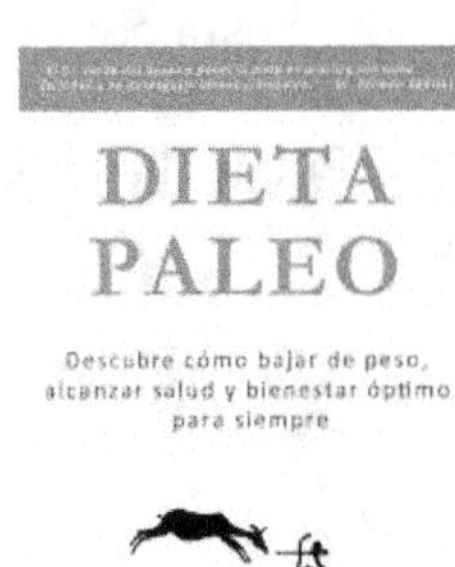

Dieta Paleo – Descubre cómo bajar de peso, alcanzar salud y bienestar óptimo para siempre

Contiene un plan de acción personalizado, con ejemplos de dietas Paleo proporcionadas por profesionales y varias recetas fáciles y sabrosas para practicar este saludable modo de vida.

Al finalizar encontrará un libro que puede descargar directamente a su equipo, el cual contiene más de 50 recetas caseras que se adaptan a esta dieta.

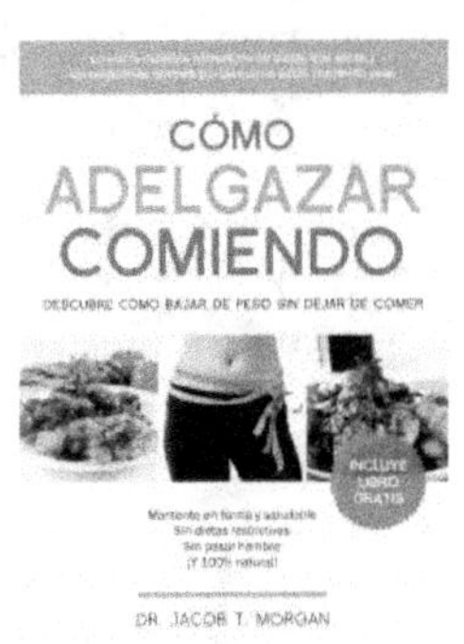

Cómo Adelgazar Comiendo – Descubre cómo perder peso sin dejar de comer

Descubre los secretos detrás de la forma real y efectiva para perder peso.

En este libro encontrarás varias estrategias que te ayudarán a deshacerte de esos kilos de más, para siempre, y sin pasar ni un solo día de hambre.

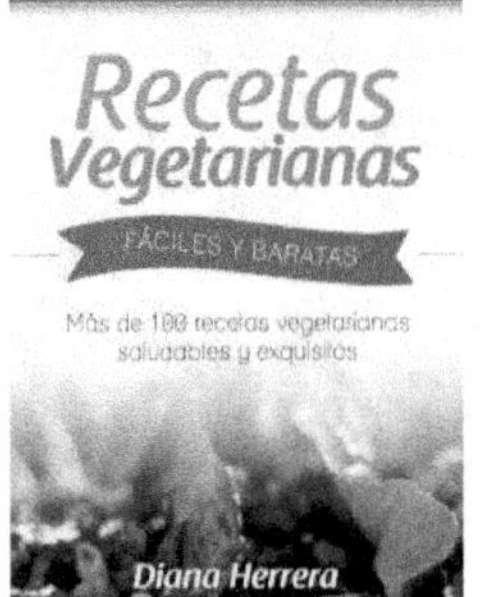

Recetas Vegetarianas Fáciles y Baratas – Más de 100 recetas vegetarianas saludables y exquisitas para toda ocasión.

Un recetario que contiene una selección de recetas vegetarianas saludables y fáciles de preparar en poco tiempo.

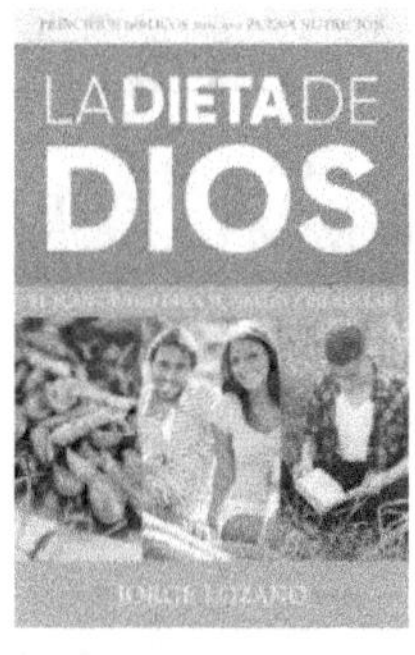

La Dieta de Dios – El plan divino para tu salud y bienestar

Rompamos la miserable barrera nutricional y empecemos a disfrutar de la buena salud y el bienestar que Dios quiere que tengamos.

Principios bíblicos para una buena nutrición y fundamentos para edificar un cuerpo fuerte y sano para disfrutar de la vida.

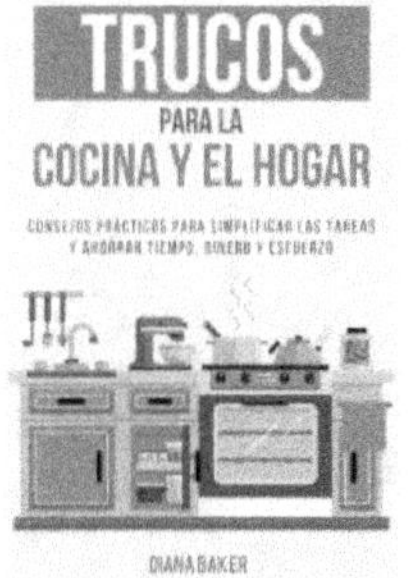

Trucos para la Cocina y el Hogar – Consejos prácticos para simplificar las tareas y ahorrar tiempo, dinero y esfuerzo.

Más de 650 trucos o pequeñas ayudas pero con largo alcance. Consejos referentes a los alimentos, limpieza, jardín, el coche y mascotas.

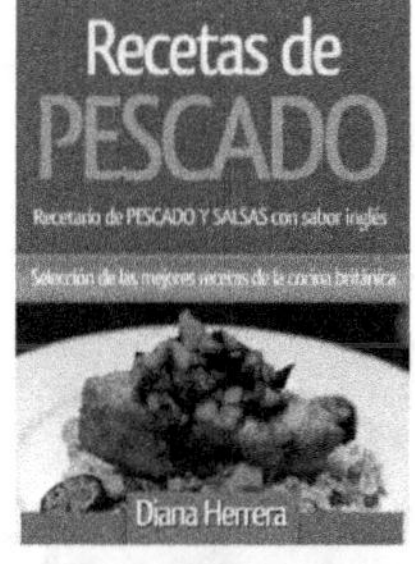

Recetas de Pescado y Salsas con sabor inglés

Recetas populares y a la vez muy fáciles, de la cocina británica.

El recetario presenta diferentes maneras de cocinar el pescado, como así también tartas de pescado y salsas para acompañar el pescado.

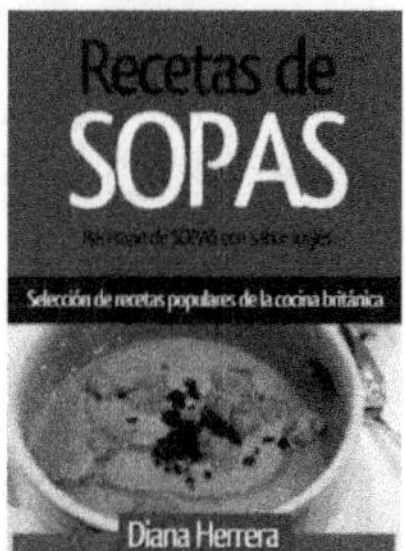

Recetas de Sopas con sabor inglés

La sopa es un plato saturado de proteínas y nutrientes, es muy fácil de elaborar y además, apetece a cualquier hora del día.

En la dieta inglesa la sopa es muy importante. Este recetario ofrece una variedad de recetas populares y deliciosas de la cocina británica.

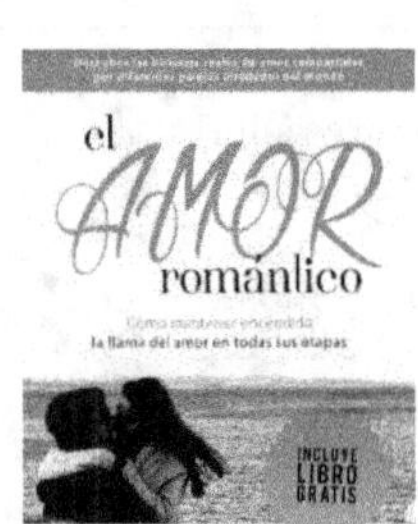

El amor romántico – Cómo Mantener Encendida la Llama del Amor en Todas sus Etapas.

¿Qué podemos hacer para mantener vivo el romance? Con tantos matrimonios que terminan en divorcio, ¿cómo logramos ser diferentes? ¿Cómo tenemos una relación satisfactoria que dure toda la vida.